근육운동
100가지 기본

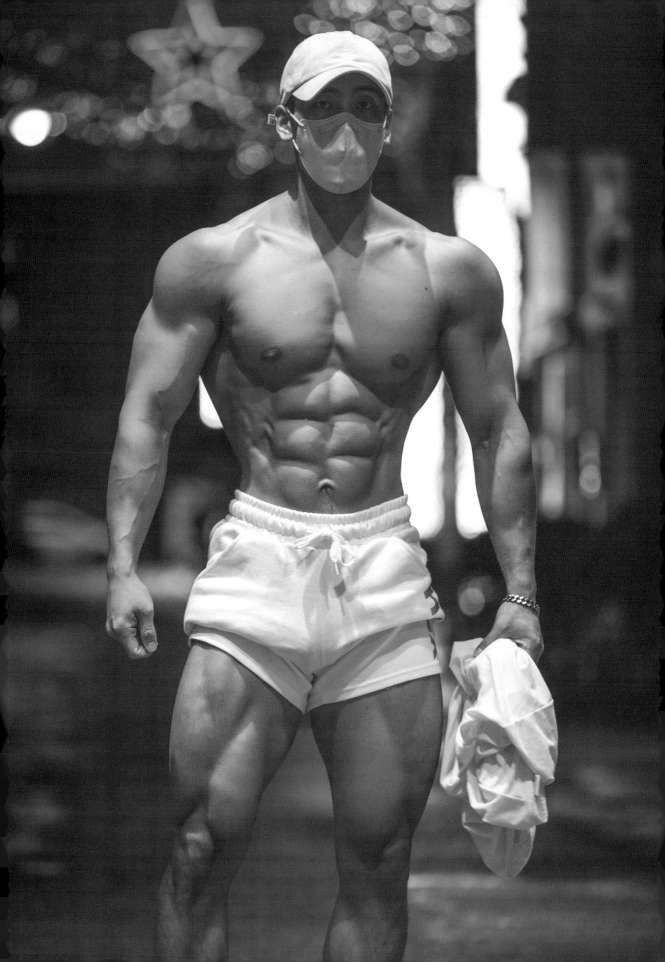

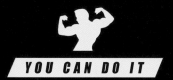

YOU CAN DO IT

길브로 정봉길 지음

근육운동

WEIGHT TRAINING BASIC 100

100가지 기본

좋은날들

당신도 멋진 몸을 만들 수 있습니다

몸을 만들어야겠다는 생각에 근력운동에 몰두하는 생활을 해온 지 십수 년이 지났습니다. 한창 청춘일 때 근육질 몸매의 누군가가 부러웠던 게 계기였던 것 같습니다. 그때부터 참 열심히, 어떨 때는 운동 강박증이라도 있는 것처럼 죽기 살기로 운동하던 시절이 있었고, 몇 년을 단 하루도 빠뜨리지 않고 운동 했는데도 몸의 변화가 거의 없어서 힘들어하던 기억도 있습니다.

몸 만들기는 노력이 정말 중요하지만, 노력하는 만큼 꼭 몸이 좋아지는 것은 아니라는 생각이 듭니다. 세상 무슨 일이든 열정과 꾸준한 노력이 가장 밑바 탕에 놓여야 할 텐데, 그에 못지않게 올바른 방법도 중요하다고 하겠습니다. 저 역시 많은 노력과 여러 시행착오 끝에 지금의 몸을 만들 수 있었고, LA 머 슬마니아 스포츠 모델 그랑프리를 비롯해 다수의 내추럴 대회에서 좋은 성적 으로 이어지지 않았나 싶습니다.

어떻게 하면 올바른 방법으로, 좀 더 효율적으로 몸을 만들 수 있을까요?

이 책은 근력운동을 처음 시작하거나 초급 단계인 분들, 그리고 다년간 운동 을 했음에도 이렇다 할 몸의 변화가 없는 분들을 위해 근력운동에서 가장 기 본이 되는 100가지를 정리한 것입니다. 근력운동에 대한 기초 이론과 마인드 부터 시작해 스트레칭과 맨몸 운동, 웨이트 트레이닝, 머신 트레이닝, 몸을 만 드는 식사법 등 이제껏 제가 배우고, 경험하고, 실수하면서 깨달은 내용을 운

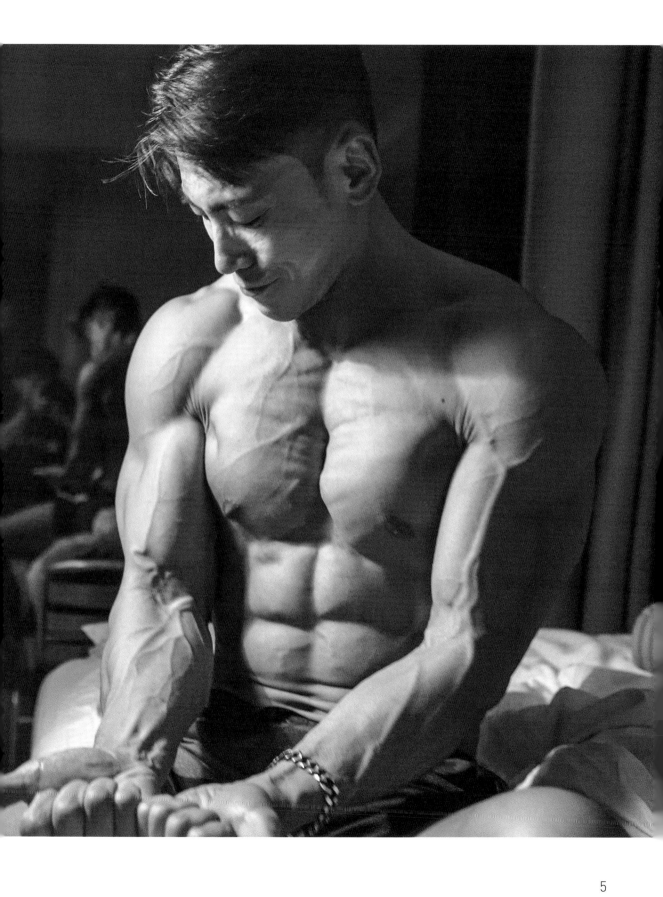

동 초보자도 이해하기 쉽게 쓰고자 애썼습니다.

근육은 '상처'를 통해 성장합니다. 운동 자극에 따른 근섬유 손상과 회복, 이후의 더 큰 자극을 반복하는 가운데 근육이 커지고 강해지는 것입니다. 근육의 성장 원리는 이처럼 한두 줄로 요약되지만, 그것을 내가 원하는 몸으로 구현하려면 몇 년, 또는 그보다 훨씬 오랜 기간이 걸릴 수도 있습니다. 더욱 멋진 몸을 바랄수록 어려움 또한 수시로 맞닥뜨릴 것입니다. 그렇게 운동이나 몸의 변화가 내 마음처럼 이루어지지 않을 때 이 책이 길을 밝혀주는 작은 등대가 될 수 있기를 바랍니다. 그를 위해 적어도, 몸을 만드는 올바른 방법만큼은 이 책에 모두 담았다고 자부합니다.

운동은 자기와의 싸움이지만, 모든 것을 혼자서 이룰 수는 없습니다.

운동에 전념할 수 있도록 지지해주고 뒷바라지해주는 가족이 있고, 함께 운동하며 서로 힘이 되어준 운동 동료들이 있었기에 지금의 제가 있는 거라고 생각합니다. 그들에게 고마운 마음을 전하고 싶습니다. 특히 유튜브 운동 채널 '길브로'를 함께 운영하는 제 인생 최고의 은인, 이상길 선수는 제게 과학적인 근력운동의 중요성을 일깨워주었고 이 책의 많은 부분도 그의 도움이 있었기에 가능했습니다.

운동하는 사람들 모두 건강하고 지혜롭게, 행복하게 운동할 수 있기를 바랍니다. 그런 마음으로 유튜브 방송을 시작했고 이 책 역시 도움이 되었으면 하는 바람으로 적었습니다. 꾸준함을 멈추지 않는 한 누구나 멋진 몸을 만들 수 있습니다. 분명히 그럴 수 있고, 꼭 그렇게 되기를 바랍니다!

정봉길

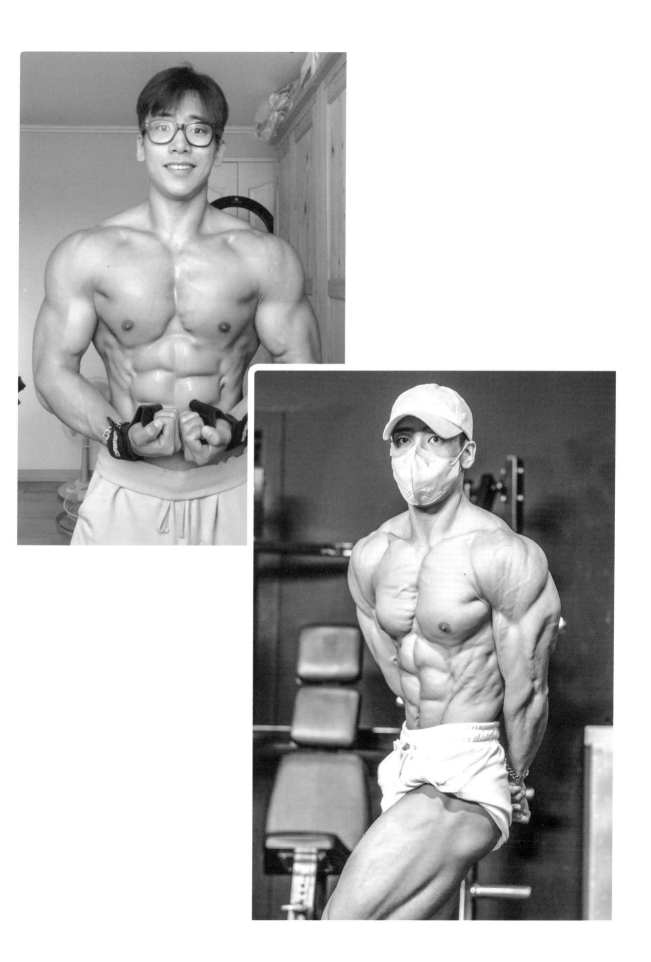

Part 2_ 스트레칭과 기능적인 맨몸운동

Part 3_ 웨이트 트레이닝 7대 운동의 기본

Part 4_ 프리 웨이트와 머신 운동의 기본

Part 5_ 몸을 만드는 식사법

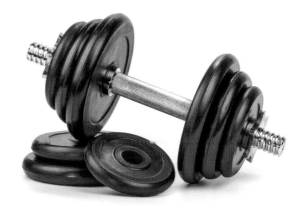

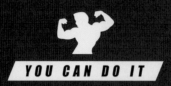

YOU CAN DO IT

part 1

몸은 어떻게
만들어지는가

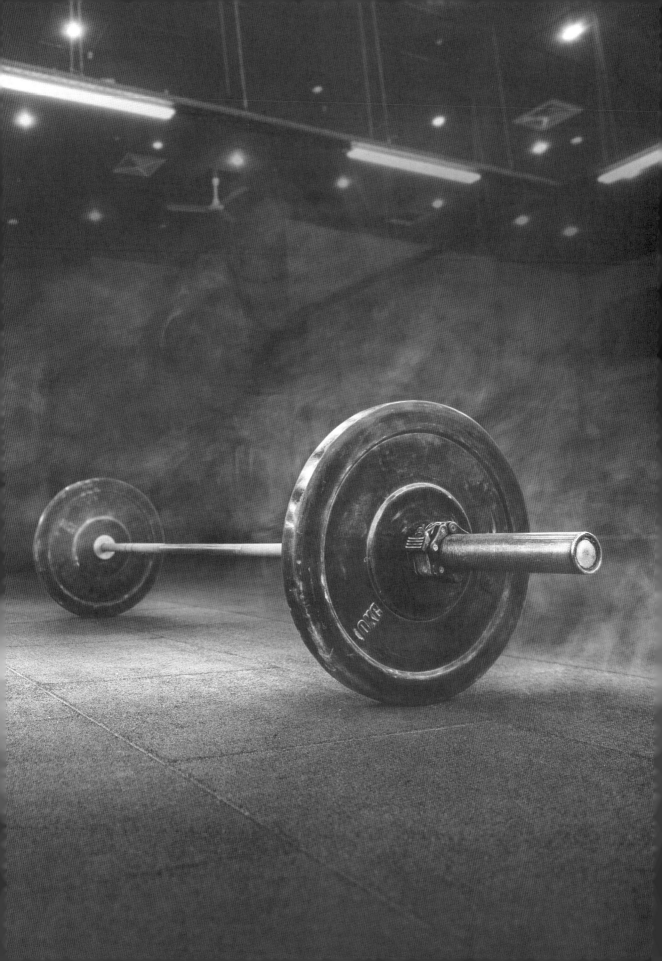

001_ 몸을 만들기 위해 가장 중요한 것

몸 만들기에 다들 열심인 세상입니다. 주변에 헬스장도 많고 집에 홈짐을 꾸미는 사람들도 꽤 있습니다. 유튜브 등에도 관련 정보가 넘쳐납니다. 그러고 보면 운동하기에 참 좋은 시절인 것은 분명한데, 쏟아지는 정보가 오히려 운동 효율을 떨어뜨리고 때로는 해가 되기도 합니다.

나도 열심히 해서 저 사람처럼 몸이 좋아지고 싶다라는 생각에 그의 운동 루틴, 식단에 관심을 쏟고 똑같이 따라 하고자 애씁니다. 하지만 나와 그는 몸 상태와 운동 경력이 같지 않고, 운동을 할 수 있는 여건 역시 다릅니다.

선수들의 하루 2회 루틴을 따라 해보려고 한들 내가 하루에 2번 운동할 여건이 되지 않는다면 당연히 실패할 확률이 큽니다. 하루 3~4시간의 엄청난 운동량을 소화하는 선수들의 노력은 그게 전부가 아닙니다. 직접적인 운동 외에 식단, 회복 시간 등 일상의 많은 부분이 근력운동에 맞춰져 있습니다. 초보자가 쉽게 따라 할 수 있는 영역이 아닌 것입니다. 하물며 나는 닭가슴살을 싫어하는데, 좋아하는 선수가 닭가슴살 중심의 식단을 짠다고 해서 그대로 따라 한다면 이 또한 도중에 그만둘 가능성이 높습니다.

저의 말은 여러분의 운동 목표를 낮게 잡아야 한다거나, 의욕을 떨어뜨리려는 게 아닙니다. 근력운동을 시작하려면 올바른 운동 요령, 즉 근육이 커지는 원리를 이해하고 그에 맞는 운동법, 중량, 횟수, 내게 맞는 프로그램 짜기, 식단 관리 등을 두루 알아야 하겠지만(이들 요령은 이 책에서 충분히 다루겠습니다), 진짜 중요한 것은 따로 있습니다.

"나는 앞으로 꾸준히, 규칙적으로 운동할 수 있을까?"

으레 하는 말로 들릴지 모르겠지만, 근육을 키워 몸을 만드는 데 이것만큼 중요한 것은 없습니다. 정말 몸이 좋아지고 싶고, 더욱이 여름 바닷가를 위한 반짝 몸짱이 아니라면 운동은 일상의 습관이 되어야 합니다.

몸은 하루아침에 좋아지는 게 아닙니다. 종잇장을 한 장 한 장 쌓아올리는 종이 탑과 같은 것입니다. 몸이 만들어지는 가장 중요한 원칙은 바로 꾸준한 노력입니다.

꾸준한 운동과 그를 뒷받침하는 열정이 없는 한 아무리 효율적인 운동법이나 프로그램, 식단도 결국은 별 소용이 없습니다. 반면에 다소 효율이 떨어지는 운동 프로그램과 식단이라도 내 생활 패턴에 맞춰 꾸준히 운동한다면 몸은 충분히 좋아질 수 있습니다. 하루하루의 노력이 쌓여 다부진 근육과 멋진 몸으로 거듭난다는 사실을 꼭 기억하기 바랍니다.

002_ 운동 성과는 투자에 비례한다

운동이든 다이어트든, 공부든 결심을 하기란 쉽습니다. 그래서 운동을 시작하는 초기에는 헬스 회원권도 끊고 실내자전거, 풀업 바 같은 운동 기구도 턱턱 사지만, 곧잘 작심삼일에 그치고는 합니다.

앞에서 몸 만들기는 종이로 쌓는 탑이라고 했습니다. 한 달이고 일 년이고 한 장 한 장씩 꾸준히 쌓아야 마침내 몸이 변합니다. 오늘 하루 죽어라 운동해서 종잇장을 두 장 쌓고 일주일을 쉬어 버리는 게 일주일에 삼사일을 하루 한 장씩 계속 쌓는 것과 같을 수는 없습니다. 한꺼번에 쌓고 팽개친 종잇장은 그냥 날아가 버리기도 하고요. (약물의 도움으로 한 번에 몇 장씩 쌓는 경우도 있기는 하지만, 이러 방법은 제외하는 게 마땅합니다.)

몸을 만들고 그 몸을 유지하기 위해 우리는 아주 긴 시간을 운동해야 합니

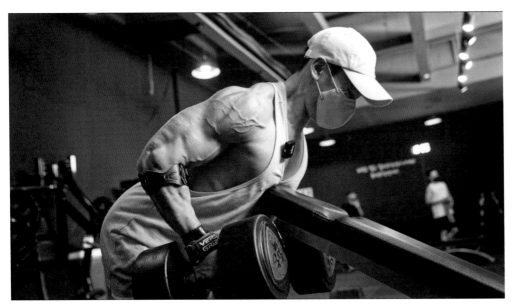

몸 만들기의 첫 번째 원칙은 꾸준한 노력에 있다.
근력운동은 한 장 한 장 쌓아올리는 종이 탑과 같으며,
운동 성과는 내 몸에 얼마나 투자했는지에 비례한다.

다. 저는 70세가 넘어서도 중량 스쿼트를 하는 게 인생의 운동 목표이자 종착지입니다. 근력운동 중 가장 기능적인 움직임인 스쿼트를 70세 넘어서까지 한다는 것은 그만큼 아픈 곳이 없다는 말이기도 합니다. 나이가 들어서도 몸짱으로 건강하게 살고 싶은 것입니다.

몸이 좋아지는 첫 번째 원칙은 '꾸준함'이었지요. 그렇게 할 마음가짐이 되었다면 이제 꾸준히 운동하기 위한 현실적인 목표와 계획을 세워야 합니다. 일주일 동안 가급적 많은 운동 횟수, 많은 시간을 들이면 그만큼 몸은 더 좋아질 텐데, 본업을 접어두고 하루 종일 운동만 할 수는 없는 노릇입니다. 그래서 꼭 필요한 질문이 바로 이것입니다.

"나는 하루에 몇 시간을 내 몸에 투자할 수 있는가?"

우리 몸은 거짓말을 하지 않습니다. 몸이 만들어지는 과정을 정말 단순하게 생각하면, 누구든 열심히만 하면 몸은 서서히 좋아지게 마련입니다. 다만, 운동 효율을 높이고 오랫동안 꾸준히 운동하려면 투자 마인드를 가지고 접근할 필요가 있습니다. 내 몸에 대한 투자란 많은 내용을 함축하는데, 크게 보면 운

동 시간, 열정, 식단, 절제된 생활 등으로 생각할 수 있습니다.

운동 성과는 결국 내 몸에 얼마나 투자했는지에 비례합니다. 그리고 이것이 몸이 만들어지는 두 번째 원칙이라고 하겠습니다.

일주일에 6일 운동하는 게 힘들다면 주 4~5일 정도의 현실적인 스케줄을 짜는 게 좋습니다. 만약 4~5일이 힘들다면 주 3~4일로도 웬만큼 성과를 낼 수 있습니다. 하지만, 일주일에 3~4일 운동하는 게 버겁다면 몸 만들기보다는 건강한 삶을 목적으로 그에 만족하는 게 좋을 것 같습니다.

003_ 근육이 성장하는 기본 원리

몸을 좋게 만들려면 근력운동 즉, 웨이트 트레이닝을 가장 먼저 떠올릴 텐데, 몸을 만든다는 것은 근육을 키운다는 말과 같습니다.

근육은 수많은 가닥의 근섬유로 이루어져 있습니다. 우리가 운동이라는 자극으로 근섬유에 손상을 입히면 손상된 근섬유는 이후 같은 자극에 손상되지 않기 위해 회복 과정에서 부피를 늘리고 강해지면서 근육이 성장합니다.

'같은 자극에 손상되지 않기 위해'라는 말에 근육을 기르는 정말 중요한 힌트가 숨어 있습니다. 어떠한 자극으로 손상을 입지만 그와 같은 자극으로는 손상되지 않기 위해 근섬유는 강해지고, 이처럼 강해진 근섬유에 또다시 손상을 입히려면 좀 더 강한 자극을 근육에 주어야 합니다. 이것이 바로 '점진적 과부하의 원칙'입니다.

근육은 똑같은 자극으로는 무한정 발달하지 않습니다. 예를 들어, 다리가 부러져 깁스를 6개월 동안 한 환자의 종아리는 매우 얇아져 있을 것입니다. 하지만 깁스를 풀고 한두 달 열심히 걸으면 근육은 거의 원래의 크기로 되돌아

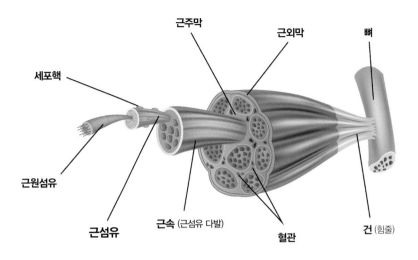

근주막   근외막   뼈

세포핵

근원섬유

근섬유   근속 (근섬유 다발)   혈관   건 (힘줄)

근육을 이루는 근섬유의 구조. 운동으로 손상된 근섬유는 같은 자극으로 손상되지 않기 위해 강해지고, 이후에 또다시 근섬유가 손상되기 위해서는 더욱 강한 자극을 필요로 한다. 이러한 점진적 과부하야말로 근육이 성장하는 가장 기본 원리다.

옵니다. 걷기 운동으로 종아리 근육에 미세한 손상을 입히고 회복하는 과정에서 근육이 성장하는 것입니다. 다만 이후에 계속 걷는다고 해서 종아리 근육이 더 이상 커지지는 않습니다. 왜냐하면 걷는 행위로 종아리 근육에 줄 수 있는 무게와 부하는 한정되어 있기 때문입니다.

몸의 다른 근육도 전부 마찬가지입니다. 몸이 점점 더 좋아지는 마법을 경험하고 싶다면 점진적 과부하의 원칙을 꼭 기억하고 실천해야 합니다.

004_ 점진적 과부하의 5가지 방법

운동을 웬만큼 하신 분들은 점진적 과부하라는 용어에 익숙할 것입니다. 점진적 과부하는 골격근을 비롯해 건(근육을 뼈에 고정하는 역할을 하는 강한 조직), 인대, 신경계에 자극을 점진적으로 증가시키는 것을 말합니다. 말 그대로 근육을 포함한 관절과 신경계에 점진적으로 부하를 높인다는 것인데, 우리 몸의 근육이 차츰 성장하기 위해서는 반드시 점진적 과부하를 기반으로 한 꾸준한 운동이

동반되어야 합니다.

근력운동에서 점진적 과부하를 이루는 데는 여러 방법이 있습니다.

1. 내가 운동하던 중량보다 점진적으로 중량을 올린다.
2. 내가 운동하던 횟수보다 점진적으로 횟수를 올린다.
3. 내가 쉬던 시간보다 점진적으로 쉬는 시간을 줄인다.
4. 내가 운동하던 시간보다 점진적으로 동작 시간을 늘린다.
   ← TUT : Time Under Tension(긴장 지속 시간)
5. 내가 운동하던 자세보다 점진적으로 좋은 자세를 만든다.

이처럼 근육은 중량과 횟수에 의한 기계적 장력, 그리고 쉬는 시간 및 동작 시간, 좋은 자세 같은 대사적 스트레스에 의해 성장하는데, 이때 '점진적으로'라는 말이 굉장히 중요합니다. 몸이 하루빨리 좋아지기를 바라거나 운동에 막 흥미를 느끼시는 분들이 흔히 간과하는 게 바로 이 '점진적인' 부분입니다. 열심히 하려는 열정은 이해하지만, 종잇장을 몇 장 더 빨리 쌓겠다는 마음에 무리해서 부상이라도 당한다면 짧게는 며칠, 길게는 몇 주 동안 운동을 쉬어야 할 수도 있습니다. 운동하는 사람에게 이런 낭패는 또 없습니다.

오늘 벤치프레스를 60kg으로 10개를 성공했다면 다음은 70kg으로 넘어갈 게 아니라 61kg으로 10개에 도전해야 합니다. 운동 때마다 꼭 중량, 횟수 증가가 있어야 하는 것은 아니지만, 일반적으로 일주일 단위나 또는 월 2~4회 이상의 점진적 과부하가 이루어지는 게 좋습니다.

근육을 만드는 데는 과부하가 정말 중요하지만, 내 몸이 알아차릴 듯 말 듯 점진적이어야 합니다. 근육이 과부하에 적응하고 강해질 시간이 필요하기 때문입니다. 우리 몸은 단순히 근육만의 강화로 좋아지는 것이 아니라 건, 인대, 신경계도 함께 발달해야 하는데, 이것들은 근육이 발달하는 속도보다 더딥니다. 운동 자극이 '점진적이어야' 하는 또 하나의 이유입니다.

005_ 운동 볼륨에 대한 이해

볼륨은 우리가 운동하는 총량을 의미합니다. 운동을 처음 시작하는 분들에게는 다소 생소할 텐데, 초급자를 넘어 중급자, 상급자로 가기 위해서는 꼭 알아두어야 할 개념입니다. 운동 볼륨은 기계적 장력, 즉 근육이 커지고 강해지는 데 가장 핵심이 되는 키워드라고 할 수 있습니다.

비슷한 조건의 두 사람이 벤치프레스를 한다고 가정해 보겠습니다. 한 명은 벤치프레스를 100kg으로 10회 하고, 다른 한 명은 70kg으로 10회 했다면 전자의 운동량이 훨씬 많고 따라서 높은 확률로 전자가 더 많은 근육량을 보유하게 될 것입니다. 볼륨은 흔히 아래의 3가지 방식으로 나타냅니다.

1. 세트
2. 세트 × 횟수
3. 세트 × 횟수 × 무게

예를 들어 벤치프레스를 100kg으로 10개씩 3세트를 진행했다면 볼륨을 각각 가슴 운동 3세트, 가슴 운동 30개, 가슴 운동 3,000kg으로 수량화함으로써 나의 운동 총량을 가늠할 수 있습니다.

운동 볼륨을 수량화해서 매번 운동 시에 체크하고 기록하면 점진적 과부하의 원칙에 맞게 운동하고 있는지를 객관적으로 판단할 수 있습니다. 몸을 만드는 데 큰 도움이 되는 지표인 것입니다.

운동을 천부적으로 타고나고 항상 도전적인 마인드를 가졌다면 몸의 느낌으로 점진적 과부하를 어느 정도 이룰 수는 있습니다. 하지만 저를 비롯해 보통의 경우라고 생각되면 볼륨의 수량화를 꼭 염두에 두고, 뒤에서 소개할 운동 일지 작성법도 참고하기 바랍니다.

006_ 볼륨이 많을수록 무조건 좋을까?

볼륨이 많을수록, 즉 운동량이 많은 사람은 적은 사람보다 근육이 성장할 가능성이 더 크다는 게 일단은 기본입니다. 그러면 운동 볼륨이 많을수록 무조건 근육 성장에도 좋을까요? 무조건 그렇지는 않습니다.

우리가 운동과 함께 간과해서는 안 될 게 있습니다. 바로 회복에 관한 문제입니다. 몸 만들기는 운동, 식단, 휴식의 세 박자가 고루 갖추어졌을 때 가장 바람직한 효과를 낼 수 있습니다.

운동을 하다 보면 어떤 날은 운동이 잘되고 어떤 날은 같은 무게여도 굉장히 무겁게 느껴지는 날이 있습니다. 이는 운동과 피로도의 관계 때문인데, 운동 피로의 회복을 감안해 볼륨을 서서히 키워 나가는 편이 꾸준한 근육 성장에는 더욱 유리합니다. 물론 기초 체력이 부족해 팔굽혀펴기, 턱걸이 같은 기본적인 운동조차 원활하게 수행되지 않는 초급자가 피로도에만 신경 쓰다 보면 자신의 발전 가능성을 스스로 가두게 되는 경우도 있습니다. 그렇기는 해도 초급을 넘어 중급자 이상으로 가려면 운동과 피로도의 관계, 그에 따른 운동 볼륨에 대한 고민이 꼭 필요합니다.

초급자라면 많고 적은 볼륨량의 운동을 직접 해보면서 내게 맞는 적정 운동량을 찾아가는 게 좋고, 초급을 벗어나는 단계에서는 근비대나 스트렝스(근력강화), 근지구력 같은 훈련의 목적에 따르는 볼륨 차이를 분명하게 이해하고 운동을 수행하기 바랍니다. 적정 볼륨량은 개인의 회복력에 따라 천차만별입니다. 일주일에 벤치프레스 10세트만 해도 회복에 힘들어하는 사람이 있고, 20세트를 해도 힘이 남아도는 사람이 있습니다. 중요한 것은 내가 했던 운동량을 초과 회복시켜 다음 운동, 혹은 그다음 운동에서는 이전보다 더 무겁게, 더 많이 할 수 있는지 여부입니다. 무게, 횟수, 쉬는 시간, 자세 등이 늘 같다면 여러분의 몸은 변하지 않을 가능성이 높습니다. 헬스장에 매일같이 와서 열심히 하는데도 몸은 항상 그대로인 분들을 보는 것이 어렵지 않은 이유입니다.

007_ 저중량 고반복 vs 고중량 저반복의 차이

헬스를 시작하면서 많이 궁금해하는 것들 중 하나가 "가볍게 많이 드는 게 근성장에 좋을까요? 아니면 무겁게 적게 드는 것이 좋을까요?"라는 질문입니다. 과연 어느 쪽이 근육 성장에 더 효율적일까요? 중량과 반복 횟수의 관계를 따질 때 보편적인 구분은 이렇습니다.

1~6회 반복 : 스트렝스(근력 강화) 훈련
8~12회 반복 : 근비대 훈련
12회 이상 : 근지구력 훈련

힘, 근력을 뜻하는 스트렝스는 근육의 효율을 높이는 고중량 저반복 훈련을 말합니다. 사람은 보통 근육 잠재력의 20~30% 정도만 실제로 쓸 수 있다고 하는데, 고중량으로 근육의 힘을 기르는 것입니다.

그런데 무조건 무게를 많이 든다고 해서 근육이 더 커지는 것은 아닙니다. 어느 저명한 연구에 따르면 20회 이상의 고반복 훈련 역시 전통적인 근비대 훈련 횟수인 6~12회 반복과 유사한 근비대를 보인 반면에, 5회 미만의 스트렝스 훈련에서는 그보다 작은 근비대 향상이 있었습니다. 여기서 우리가 주목해야 할 것은, 근지구력 구간으로 알고 있던 훈련에서도 근비대에 최적화된 횟수 때와 비슷한 정도로 엄청난 근성장을 보였다는 점입니다.

한편, 고반복을 수행하는 훈련에서는 구토와 어지럼증을 호소하는 참가자들이 많았습니다. 한번 상상해 보겠습니다. 스쿼트를 다소 가벼운 무게로 20개씩 5세트 하는 경우와 조금 무거운 무게로 8개씩 5세트 하는 경우입니다.

고반복 훈련을 해보신 분들이라면 20개씩 5세트를 하는 괴로움을 충분히 이해할 것입니다. 그렇다고 고반복 훈련이 무조건 비효율적이라고 말할 수도 없습니다. 고반복 훈련을 병행해야 근지구력, 심폐 지구력이 좋아져 다양한 횟수 구간에서의 근력 향상도 가능해지기 때문입니다. 결과적으로 고반복 훈련 역시 우리의 근성장에 도움이 되는 것입니다.

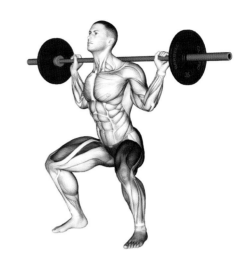

다소 가벼운 무게로

20개씩 5세트

vs

조금 무거운 무게로

8개씩 5세트

중량과 반복 횟수는 운동 목적, 그리고 내 상황에 맞게 달라져야 하는데, 그 같은 강도와 볼륨을 정하는 요령은 이어서 하나씩 설명하겠습니다.

008_ 일주일에 몇 세트를 해야 할까?

근육군 별로 일주일에 몇 세트를 훈련하는 게 좋을까요? 이것은 각자의 체력, 회복력, 정신력, 근무 환경, 스트레스 등에 따라 달라지는데, 여러 전문가들과 연구 결과에서는 근육군당 일주일에 10~20세트 내외의 운동량을 추천합니다. 이때 근육군이란 운동을 할 때 흔히 말하는 큰 근육들이라고 보면 됩니다. 보통 가슴, 등, 어깨, 팔, 하체로 구분합니다.

근육군별 권장 운동 횟수 : 10~20세트/ 1주일

다만, 이 세트 수는 몸풀기 운동은 빼고 진짜 운동이 되는 세트만을 따져야 합니다. 구체적으로는 뒤의 012 항목에서 설명하는 RPE(운동 자각도) 5~6 이상의 훈련 세트를 의미합니다.

세트 횟수를 정할 때 볼륨이 많을수록 몸이 좋아질 가능성이 큰 것은 당연한데, 앞에서도 설명했듯이 중요한 것은 운동 후에 몸을 회복하고 다음 훈련에서 더 나은 수행 능력을 발휘할 수 있는지 여부입니다. 즉 무게, 횟수, 쉬는 시간, 자세 등의 측면에서 점진적 과부하의 원칙 아래 운동할 수 있느냐입니다. 초급자의 경우에는 기초 체력의 부족으로 조금만 운동해도 몸이 쉽게 지칠 수 있습니다만, 이것을 근신경계 피로나 피로도 누적으로 과도하게 받아들이는 것은 바람직하지 않습니다.

요컨대, 본인이 소화 가능한 운동량은 직접 운동을 하면서 체크하고 조금씩이라도 나아지는 방향으로 관리하는 게 최선이라고 하겠습니다. 이는 초급자뿐 아니라 중급자, 상급자 모두에게 해당합니다. 몸 만들기는 자신의 운동량을 기록함으로써 더욱 좋아질 여지가 생깁니다.

009_ 운동 강도는 어떻게 정할까? – 1RM 활용법

흔히 말하는 '운동이 힘들다'라는 기준은 어떻게 정해질까요? 사람들은 본인의 운동 강도에 대해 제대로 인식하지 못하는 경우가 많습니다. 대개 그날 얼마나 하드코어하게 운동했는지, 혹은 운동 후에 느껴지는 근육 통증에 따라 강도를 자의적으로 판단하는 것입니다. 하지만 운동 강도는 객관적으로 판단되어야 근력운동을 효율적으로 수행할 수 있습니다.

운동 강도를 측정하고 평가하는 데는 몇 가지 지표가 있는데, 가장 일반적인 방법은 1RM을 활용하는 것입니다.

■ 1RM을 측정하는 법

RM(Repetition Maximum)은 최대 반복횟수, 1RM은 한 번에 들 수 있는 최고로 무거운 중량을 뜻합니다. 이 값을 알면 1RM 대비 비율을 기준으로 내게 적절한 운동 강도를 찾을 수 있습니다.

1RM : 1회에 들어올릴 수 있는 최대 중량 (최대 근력)

1RM을 측정하는 방법에는 크게 두 가지가 있습니다. 첫 번째는 실제로 한 개를 간신히 들 수 있는 무게까지 도전해서 측정하는 아주 전통적인 방식입니다. 예컨대, 벤치프레스나 데드리프트에서 있는 힘을 다해 한 번에 들 수 있는 무게를 찾는 것입니다. 이 방식은 숙련된 경력자가 아니면 부상을 당할 우려가 큰 만큼 초보자에게는 권하지 않습니다.

두 번째 방법은 암랩(AMRAP : as many reps as possible) 방식입니다. 즉, 어느 정도 무거운 무게로 가급적 많은 횟수를 들어서 1RM을 추정해내는 것입니다. 이로써 초·중급자도 비교적 손쉽게 1RM 값을 구할 수 있습니다. 다만 AMRAP 측정에서 횟수가 10회 이상으로 넘어가면 오차가 커질 수 있으므로 5~10회 내에 간신히 들 수 있는 중량으로 측정하는 게 좋습니다. 이 역시 개개인의 근지구력이나 힘을 쓰는 방법, 그날의 피로도 등에 따라 정확하지 않을 수 있지만, 추정치라고 할지라도 1RM을 바탕으로 훈련을 프로그래밍한다는 것은 내게 맞는 강도로 운동하고 있는지를 알 수 있는 매우 중요한 도구임에 틀림없습니다.

AMRAP 측정 시의 1RM 계산은 대개 아래의 공식을 사용합니다. 인터넷에는 1RM 계산기나 1RM 환산표가 있으니 참고해도 되고요.

1RM = 중량 + (중량 × 반복횟수 × 0.025)

예를 들어, 충분한 준비 운동 후에 내게 다소 무겁다고 생각되는 벤치프레스 80kg을 최대 7회까지 들어올렸다면 1RM 값은 대략 이렇습니다.

80kg + (80kg × 7회 × 0.025) = 94kg

이 94kg이 벤치프레스의 추정 1RM 값이 되는 것입니다. 이를 기준으로 운동 목적별(스트렝스, 근비대, 근지구력 훈련) 중량과 횟수를 정하면 되는데, 다음 항목에서 그 요령을 설명하겠습니다.

010_ 중량과 횟수를 정하는 요령

근력운동 초보자들이 가장 난감해하는 게 '어느 정도의 중량으로 몇 번을 반복해야 할까?'라는 문제일 것입니다. 본인이 수행해야 하는 중량을 아는 것은 근력운동의 가장 기본이기도 한데, 앞에서 구한 1RM 값을 바탕으로 내 운동 목적에 맞는 적정 중량과 횟수를 찾을 수 있습니다. 이를 위해 해당 운동의 1RM에 대한 비율과 반복 횟수를 정리한 표를 보겠습니다.

1RM에 대한 비율(%)	반복 횟수(reps)	운동 목적
100	1	
95	2	**강한 강도** (스트렝스 구간)
90	3~4	
85	5~6	
80	7~8	**중간 강도** (근비대 구간)
75	9~10	
70	11~12	
65	13~14	**약한 강도** (근지구력 구간)
60	15~16	

나의 벤치프레스 1RM 값이 100kg이라고 했을 때 스트렝스 구간은 1RM 대비 85~100% 강도인 85~100kg(1~6회 반복)으로 훈련하면 됩니다. 마찬가지로 근비대 구간은 70~80% 강도인 70~80kg(7~12회 반복), 근지구력 구간은 60~65% 강도인 60~65kg(13~16회 반복)이 적정 중량이 되는 식입니다.

그런데, 주의해야 할 게 있습니다. 1RM은 자신이 최고 강도로 들어올린 무게를 의미합니다. 다시 말해, 여기에 맞춰 반복 횟수를 정하면 항상 최고의 강도로 훈련하게 되는 셈입니다. 이것이 꼭 나쁘다고는 할 수 없지만, 강도가 센 훈련이 지속되면 부상의 위험도 덩달아 커집니다. 따라서 실제 훈련에 들어가는 중량은 본인의 1RM에서 무게를 10% 줄인 '훈련 1RM'을 적용하는 게 좋습니다. 측정된 1RM 값이 100kg이라면 90kg을 기준으로 운동 목적에 따른 중량과 횟수를 정하는 것입니다.

내게 맞는 중량과 횟수 외에 구체적인 운동 프로그램, 즉 근육군별 분할 요령, 세트 수와 쉬는 시간 등은 part 3과 part 4에서 다시 설명드리겠습니다. 참고로, 효율적인 운동을 위해 해외의 많은 전문가들은 기본적으로 아래의 훈련 기준을 권장합니다.

■ 스트렝스(근력 강화)가 목적인 경우

총 세트 볼륨의 60~70% 정도를 1~6회 반복 수로 훈련하고, 나머지 운동을 근비대 구간의 횟수로 훈련할 것

■ 근비대가 목적인 경우

총 세트 볼륨의 60~70% 정도를 6~12회 반복 수로 훈련하고, 나머지 운동을 스트렝스와 근지구력 구간의 횟수로 훈련할 것

운동을 처음 하시는 분들, 또는 아직 운동 자세가 숙달되지 않은 분들은 1RM과 AMRAP 측정이 다소 어렵고 부상 위험도 큽니다. 그런 이유로 본인이 스트렝스, 근비대, 근지구력 구간에서 얼마만큼의 무게를 소화할 수 있는지를 무리하지 않고 알려면 한두 달의 추적 관리가 필요합니다. 중량과 횟수도 서서히 오르기 때문에 운동 일지를 꼭 쓰는 게 좋고요.

011_ 최대 개수(RM)를 활용하는 운동법

헬스를 하다 보면 3대 운동, 혹은 3대 500이라는 이야기를 흔히 듣습니다. 3대 운동이란 웨이트 트레이닝의 대표적인 운동 3가지, 즉 스쿼트, 벤치프레스, 데드리프트를 뜻합니다. 그래서 '3대 500'이라고 하면 이 세 운동을 1개씩 들수 있는 최고 무게를 합친 게 500kg이라는 뜻입니다. 참고로, 근력운동 초보

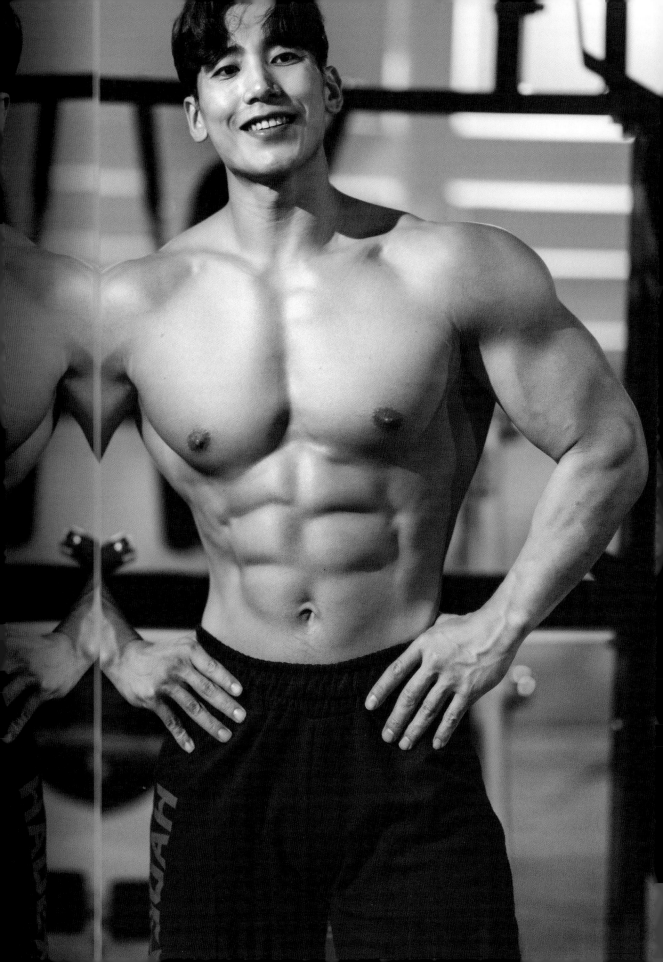

자가 3대 운동을 300kg 이상 들기는 쉽지 않습니다. 일반인이 300kg을 넘게 들었다면 운동을 웬만큼 했다고 보면 됩니다.

운동 강도를 정할 때 1RM 대비 비율 외에 내가 들 수 있는 최대 개수(RM)를 기준으로 삼는 방법도 있습니다. 해당 운동에 대한 본인의 최대 개수를 기준으로 무게나 횟수를 차츰 올려 나가는 방식입니다. 즉, 벤치프레스를 90kg으로 최대 10개를 했다면 벤치프레스 90kg, 10RM이 되는데(7회를 했다면 7RM), 이것을 기준으로 91kg, 92kg, 93kg, 또는 11개, 12개, 13개 순으로 무게나 횟수를 늘려가면 됩니다.

최대 개수를 측정해 활용하는 방법은 1RM이 중요한 파워 리프터보다 몸을 만들려는 보디빌더에게 더 적합하다고 할 수 있습니다. 게다가 1RM 측정은 퍼센티지에 대한 횟수에 개인마다 편차가 생길 수 있지만, 최대 개수 측정법은 어디까지나 본인의 최대 횟수를 기준으로 하기 때문에 그러한 편차가 없다는 장점이 있습니다. 비교적 간단한 실천 예로, 3대 운동을 10RM 기준에서 시작해 무게나 횟수를 조금씩 갱신해 나가는 것도 몸을 만드는 좋은 선택지 중 하나라고 할 수 있습니다.

012_ 운동 자각도(RPE)를 활용하는 법

훈련 강도 측정에는 운동 자각도를 활용하는 방법도 있습니다. 가장 보편적인 방식은 내가 들 수 있을 거라고 예상되는 남은 횟수(RIR : repetition in reserve)를 기준으로 운동 자각도(RPE : rating of perceived exertion)를 수치화하는 것입니다. RPE는 파워 리프팅 분야 최고의 챔피언이자 코치인 마이크 턱셔러Mike Tuchscherer에 의해 대중화되었습니다.

다음 페이지의 표는 RPE를 측정하는 여러 방법 중 RIR(예상되는 남은 횟수)를 기준으로 한 것입니다.

예상되는 남은 횟수(RIR)에 기반한 RPE 스케일

RPE	들어올릴 수 있는 정도
10	더 이상 한 개도 들 수 없다.(RIR 0)
9.5	한 개를 들 수 있을 것도 같고 없을 것도 같다.(RIR 0.5)
9	확실하게 한 개는 더 들 수 있다.(RIR 1)
8.5	확실하게 한 개는 더 들 수 있는데, 두 개는 들 것 같고 안 될 것도 같다.(RIR 1.5)
8	확실하게 두 개는 들 수 있다.(RIR 2)
7.5	확실하게 두 개는 더 들 수 있는데, 세 개는 들 것 같고 안 될 것도 같다.(RIR 2.5)
7	확실하게 세 개는 들 수 있다.(RIR 3)
6.5	확실하게 세 개는 더 들 수 있는데, 네 개는 들 것 같고 안 될 것도 같다.(RIR 3.5)
6	확실하게 네 개는 들 수 있다.(RIR 4)

RPE 수치는 실패 지점에 얼마나 가까운지에 따라 결정됩니다. 가장 힘이 드는 단계의 숫자 10부터 거꾸로 표현하므로 훈련 강도를 직관적으로 알 수 있다는 장점이 있습니다. 단순히 '쉬움, 어려움'으로 운동의 강도를 정하는 게 아니라 명확한 수치로 나타낼 수 있는 것입니다. 그것을 아래와 같은 식으로 운동 일지에 기록해 활용하면 됩니다.

벤치프레스 90kg x 3sets x 5reps (RPE 8)

RPE 스케일은 주관적인 자각도이기 때문에 오차가 생길 수도 있는데, 이를 최소화하기 위해 아래 사항을 참고하기 바랍니다.

1. 해당 운동을 영상으로 찍어서 객관적으로 판단해 본다.
2. RPE를 정확하게 확인하기 위해 내가 생각하는 RPE에서 실패 지점까지 직접 수행해 본다.
3. RPE 개념을 사용하는 숙련자나 코치에게 피드백을 요청해 본다.

013_ RPE 스케일을 쓰면 좋은 이유

RPE 스케일을 군이 사용하지 않아도 몸은 좋아질 수 있습니다. 운동하는 것도 힘들어 죽겠는데, 일일이 숫자까지 신경 쓰는 게 스트레스로 다가온다거나 땀 흘리며 운동하는 것 자체를 좋아하는 사람이라면 RPE 스케일을 꼭 쓰지 않아도 됩니다. 근력운동에서 가장 중요한 것은 꾸준한 실천이고 그러자면 무엇보다 흥미를 느껴야 하는데, 운동의 어떤 요소가 적지 않은 스트레스를 준다면 오히려 득보다 실이 될 수도 있기 때문입니다.

하지만 RPE 스케일을 쓰는 게 그리 스트레스가 아니고 좀 더 체계적인 몸만들기의 도구로 생각된다면 적극적으로 활용해보기 바랍니다. RPE 스케일 활용의 장점들이 있는데, 그중 단적인 예를 하나 보겠습니다. A와 B가 똑같은 조건에서 벤치프레스 100kg으로 운동하는 경우입니다.

A	B
1세트 : 9개 (RPE 10)	1세트 : 7개 (RPE 8)
2세트 : 6개 (RPE 10)	2세트 : 7개 (RPE 8~9)
3세트 : 5개 (RPE 10)	3세트 : 7개 (RPE 9~10)

결과적으로 A는 벤치프레스를 모두 20회, B는 21회 반복했습니다.

여기서 알 수 있는 중요한 사실은, 총운동량에서 B가 A보다 벤치프레스를 한 번 더 들었다는 점입니다. 그리고 이것이 쌓이고 쌓여 더욱 큰 볼륨 차이로 이어질 것입니다. 근육이 커지는 키워드는 볼륨이라고 했지요? 결국 A보다 B가 몸이 좋아질 가능성이 더 크다고 할 수 있습니다.

A와 B의 운동에는 이보다 더 중요한 사실도 숨어 있습니다. 둘은 비슷한 볼륨으로 훈련했지만, 몸이 느끼는 대미지와 피로도가 확연히 다릅니다. A는 3번의 세트를 모두 실패 지점(RPE 10)까지 훈련했고, B는 딱 한 세트만 실패 지점 가까이 훈련했습니다. RPE 스케일로 보건대, A는 B보다 더욱 강도 높게

운동한 것이고, 따라서 대미지를 회복하는 시간도 B보다 오래 걸릴 게 분명합니다. 즉, 같은 운동량이라도 RPE 스케일을 활용하면 피로도를 낮추며 보다 효율적으로 훈련할 수 있다는 이야기입니다.

근력운동을 매번 맥시멈에 가까운 강도로 운동하는 것은 근비대 측면에서 효율적이지 않고 피로도 축적의 문제도 크므로 훈련 강도를 조절해야 하는데, 이를 위해 간편하게 활용할 수 있는 게 바로 RPE입니다.

014_ 실패 지점 훈련의 바른 이해

헬스장에서 짝지어 운동하며 "하나 더, 하나만 더!"라며 상대의 힘을 북돋우는 광경을 본 적이 있을 것입니다. 이처럼 실패 지점까지 체력을 고갈 상태로 몰고 가는 트레이닝은 어떤 의미가 있을까요?

실패 지점까지의 강제 반복 훈련은 대사적 스트레스를 증가시켜 근육의 비대를 촉진하는 측면이 분명 존재합니다. 하지만 많은 전문가들이 실패 지점까지의 강제 훈련을 자주 하지 말라는 데는 이유가 있습니다. 그 첫 번째는 부상의 우려 때문입니다.

스쿼트, 데드리프트, 벤치프레스 같은 다중관절 운동(관절을 많이 사용해 기능적으로 움직여야 하는 운동)의 실패 지점 훈련은 정확한 자세로 들어올리기가 꽤 어렵고, 부상당할 우려도 큽니다. 이들 운동은 이두 컬, 레그 익스텐션 같은 머신을 활용하는 단순관절 운동(특정 근육군만 자극하는) 환경에서 실패 지점 훈련을 하는 게 훨씬 유의미한 결과를 얻을 수 있습니다.

실패 지점 훈련은 근육을 극한으로 압박해 근성장을 이루는 데 아주 효과적이라고 생각하는 분들이 적지 않습니다. 하지만 다수의 연구 결과에 따르면 실패 지점까지 강제 반복을 자주 한 훈련자들은 동일한 운동량에도 실패 지점까지 가지 않았던 훈련자들과 유사한 진전을 보였습니다. 오히려 실패 지점까지 자주 훈련한 경우에는 오버 트레이닝(체력이 감당할 수 있는 것보다 과도한 운동)에 빠지게 되거나, 이전의 운동 강도를 회복하는 데 보다 오랜 시간이 걸리게 돼 결국 역효과를 내는 것으로 나타났습니다.

실패 지점의 훈련이 무조건 나쁘다는 것은 아닙니다. 시의적절하게 사용하면 됩니다. 1RM 측정이나 AMRAP 측정처럼 어떠한 목적이 있을 때 실패 지점 훈련을 해보거나, 평소보다 운동량이 적은 날에 마지막 액세서리 운동에서 근육에 많은 부하를 주기 위해 훈련하는 경우 등입니다. 요컨대, 실패 지점 운동을 해야 할 명확한 목적이 있어야 합니다.

특히 내추럴 훈련자들에게 잦은 실패 지점 훈련, 잦은 강제 반복은 피하는 게 바람직합니다. 실패 지점 훈련의 장점도 분명히 있지만, 중장기적인 측면에서 봤을 때 내게 이득이 되는지 아닌지를 올바로 판단해야 하는 것입니다.

015_ 근육군별 운동 빈도

근육군별 운동 빈도는 같은 근육을 일주일에 몇 번 훈련하는 게 좋은지에 대한 고찰입니다. 이를 위해 단순히 운동을 자주 가는 것을 목적으로 할 게 아니라, 내가 운동을 할 수 있는 날들과 그 기간에 해당 근육군을 몇 번 훈련할 수 있는지를 생각해 봐야 합니다.

우리는 각자의 시간 형편, 운동 지식을 바탕으로 본인의 운동 스케줄을 짜게 되는데, 헬스에 몰두하는 대다수가 훈련 프로그램을 몇 분할로 짜야 할지에 대해 가장 많은 고민을 하는 듯합니다. 일주일에 몸의 근육을 몇 가지로 분할해 운동할 것인지의 문제인데, 무분할부터 2분할, 3분할 등으로 나뉩니다. 저역시 2분할부터 6분할까지 다양한 방법으로 운동해 보았습니다만, 각각의 분할에는 장단점이 뚜렷하게 있습니다.

분할을 정하기 전에 우리가 꼭 잊어서는 안 될 게 바로 '점진적 과부하'입니다, 어떻게 분할하든지 간에 점진적 과부하가 이루어지고 있다면 훈련은 성공적으로 진행되고 있다는 의미입니다.

어떤 분할이 좋고 어떤 분할이 나쁘다는 식으로 접근할 게 아니라, 내 몸이 차츰 나아지지 않는 분할이라면 효율적이지 않은 방법일 가능성이 아주 높다고 할 수 있습니다.

점진적 과부하는 근육의 손상과 회복을 통해 이루어집니다. 따라서 우리는 회복 가능한 훈련량과 회복 시간을 면밀히 따져 봐야 합니다. 과도한 볼륨과 강도를 소화하는 데는 상대적으로 많은 회복 시간이 필요할 것이고, 이는 곧 근육의 훈련 주기가 그만큼 늦게 돌아온다는 말입니다.

구체적인 분할법을 설명하기에 앞서 세계적인 근비대 전문가인 브래드 쉔펠드Brad Schoenfeld 박사의 연구 결과를 하나 소개하겠습니다.

그는 잘 훈련된 남성들을 대상으로 주 3일 동안의 훈련 프로그램을 비교하였습니다. 한 그룹은 1일차에 가슴과 등, 2일차에 하체, 3일차에 어깨와 팔을 운동하는 분할 훈련을 일주일에 1회 반복하였고(3분할), 또 다른 그룹은 주 3일의 훈련 날마다 전신 운동을 하였습니다.(무분할) 이때 운동 종류, 세트, 횟수 그리고 무게는 두 그룹이 일주일 내내 동일했습니다.

A 그룹	B 그룹
1일차 : 가슴, 등 운동	1일차 : 전신 운동
2일차 : 하체 운동	2일차 : 전신 운동
3일차 : 어깨, 팔 운동	3일차 : 전신 운동

그 결과, 동일한 볼륨과 강도로 훈련했어도 전신 운동을 했던 그룹에서 근육의 비대가 현저하게 증가했습니다. 이 연구가 뜻하는 바는 명확합니다. 똑같은 운동량이라도 한 번에 몰아서 하기보다 여러 번 나누어 하는 것이 근육 발달에는 더욱 효과적이라는 사실입니다.

016_ 분할 훈련법의 기본

운동 빈도에 관한 객관적 사실을 바탕으로 '나는 몇 분할로 훈련하는 게 좋을까?'에 대해 살펴보겠습니다.

기본적으로는 강도를 조절해 여러 번 나누어 운동하는 게 근비대에 유리합니다. 예를 들어 일주일에 6일 동안 하루 한 번씩 훈련하는 경우라면, 근육 부위를 6군데로 나누어 하나씩 6분할을 진행하기보다는 똑같은 운동량으로 해당 근육을 일주일에 2번 이상 운동할 수 있는 2분할, 3분할 훈련이 근비대 측면에서 더욱 효율적이라고 할 수 있습니다.

한편으로, 본인이 아무리 시간을 내도 일주일에 3일밖에 훈련할 수 없다면 3일 동안 각각 다른 근육 부위를 운동할 게 아니라, 3일 모두 전신 훈련이 바람직합니다. 빈도의 요건을 충족시키기 위해서입니다. 또 만약에 본인이 주 6일을 하루에 2번씩 운동할 여건이 된다면 5분할, 6분할까지도 빈도를 충족시키는 아주 좋은 프로그램이 될 수 있습니다.

근력운동의 분할 방법과 운동법은 선수들마다 다양한데, 내게 맞는 분할법을 찾으려면 먼저 내가 처해 있는 운동 환경부터 따져봐야 합니다.

1. 나는 일주일 동안 며칠을 운동할 수 있는가?
2. 하루에 쓸 수 있는 운동 시간이 얼마나 되는가?
3. 같은 근육군을 일주일에 2번 이상 운동할 수 있는가?
4. 이 조건들을 꾸준히 이어갈 수 있는가?

이런 문제들을 살펴본 후에 분할 방법을 정하면 되는데, 중요한 것은 내게 주어진 상황에서 꾸준히 운동할 수 있는 분할법, 그리고 일주일에 해당 근육군을 2번 이상 운동해야 한다는 정도입니다.

다음 페이지에는 무분할부터 5분할까지 각각의 운동 환경에 유리한 분할법과 운동 예시를 참고용으로 정리해 두었습니다. 구체적인 훈련 프로그램은 프리 웨이트와 머신 운동 방법을 익힌 후에 part 4에서 다시 자세히 알아보기로 하고, 여기서는 일주일의 운동을 기준으로 어떠한 분할이 내게 좋을지를 생각해보기 바랍니다.

무분할 : 1주에 2~3일, 1~2시간 운동 가능한 사람

2분할 : 1주에 4일, 1~2시간 운동 가능한 사람

3분할 : 1주에 6일, 1~2시간 운동 가능한 사람

2, 3분할 조합 : 1주에 5일, 1~2시간 운동 가능한 사람

4분할 : 1주에 4~6일 이상, 1시간 반 이상 운동 가능한 사람

5분할 : 1주에 5일 이상, 1시간 반 이상 운동 가능한 사람

이렇게 운동 부위를 분할하는 이유는 근육의 휴식과 회복을 통해 수행 능력을 높이기 위해서입니다.

오늘 상체 운동을 열심히 했는데, 바로 그다음 날에 또다시 똑같은 부위를 운동하려면 강한 수행력, 즉 근비대에 유리한 많은 볼륨을 가져가기 어렵습니다. 몸의 부위를 돌아가며 훈련함으로써 근육이 적당히 회복할 수도 있게 해 운동 효율을 극대화하려는 시도가 분할의 기본 원리인 것입니다.

참고로, 오른쪽 예시의 3분할에서 '밀기'(push day)는 벤치프레스나 오버헤드 프레스처럼 중량을 주로 밀어올리는 운동들, '당기기'(pull day)는 턱걸이나 바벨 로우처럼 중량을 당기는 운동들로 루틴을 구성합니다.

무분할 예시 (주 3일 운동)

월	화	수	목	금	토	일
전신	휴식	전신	휴식	전신	휴식	휴식

2분할 예시 (주 4일 운동)

월	화	수	목	금	토	일
상체	하체	휴식	상체	하체	휴식	휴식

3분할 예시 (주 6일 운동)

월	화	수	목	금	토	일
밀기	당기기	하체	밀기	당기기	하체	휴식

2, 3분할 조합 예시 (주 5일 운동)

월	화	수	목	금	토	일
상체	하체	휴식	밀기	당기기	하체	휴식

4분할 예시 (주 6일 운동)

월	화	수	목	금	토	일
가슴, 이두	등, 하체전면	어깨, 삼두(딥스)	하체후면, 승모	휴식	가슴, 이두	등, 하체전면

5분할 예시 (주 5일 운동)

월	화	수	목	금	토	일
가슴, 이두	하체 전면	등, 삼두(딥스)	하체 후면 (데드리프트)	어깨, 승모	휴식	휴식

017_ 운동 일지는 훈련의 나침반이다

필자는 올해로 헬스 11년차입니다. 처음 4년 동안은 몸이 좋아지는 게 눈에 띄게 보였습니다. 그런데 5년차부터는 자주 다치고 중량이나 횟수의 발전이 거의 없다시피 했습니다. 즉, 점진적 과부하 없이 운동한 셈입니다. 몸 상태도 거의 제자리였던 것 같습니다. 미묘한 발전이 있기는 했지만, 남들이 보면 거의 똑같을 수준의 몸을 3년 정도 유지했습니다.

저는 그때까지, 운동을 시작하며 8년 동안 운동 일지를 적어본 일이 없습니다. 하지만 운동 일지를 적으면서 8년차 이후 약 3년간 몸의 폭발적인 성장을 맛볼 수 있었습니다. 오랜 부진에서 벗어나 그처럼 거듭날 수 있었던 게 저는 운동 일지 덕분이라고 생각합니다.

운동 일지가 없어도 우리가 흔히 '몸짱'이라고 부르는 정도의 몸은 노력만 하면 누구나 만들 수 있습니다. 하지만 그 후로 더 이상 발전이 없다면 운동에 대한 흥미를 계속 느끼며 꾸준히 운동할 수 있을까요? 아마 상당수가 몸짱 수준의 몸에서 그치고 말 것입니다.

운동 일지는 훈련의 기록을 넘어 나 자신에 대한 동기부여이자 운동 여정의 나침반입니다. 내가 올바른 방향으로 가고 있는지를 알려줄 뿐 아니라, 나의 발전 가능성을 획기적으로 높여 주는 수단입니다.

운동 자체를 그저 즐기는 정도이거나, 점진적 과부하를 본인도 모르는 사이에 이룰 만큼 뛰어난 자질의 운동 천재라면 일지가 필요하지 않을 수도 있습니다. 그렇게 한참을 양보하더라도 운동 일지는 쓰는 게 여러분의 운동 인생에 훨씬 도움이 됩니다. 혹시 어제 했던 운동의 중량과 횟수, 쉬는 시간을 기억하시나요? 기억력이 좋은 분들은 아마 가능할지도 모르겠습니다. 하지만 지난주, 또는 지난달은요? 몸을 만들려면 점진적 과부하의 원칙 아래 운동하는 게 무엇보다 중요하다고 누차 강조했습니다. 그것을 확인하고 관리할 수 있는 도구가 바로 운동 일지입니다.

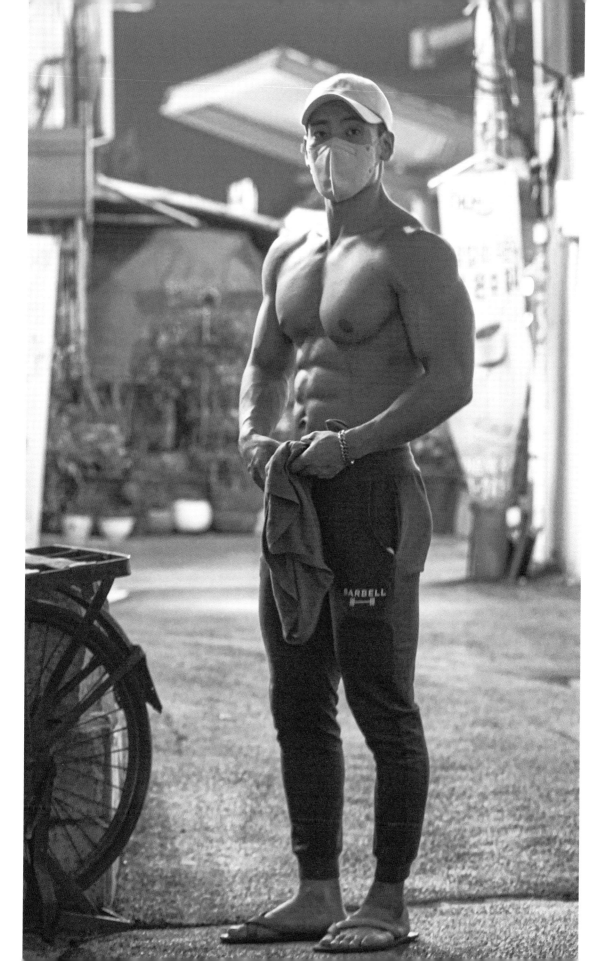

한편으로, 중량이나 횟수가 늘지 않을 때 그 원인을 찾기 위해서도 운동 일지를 확인하는 작업이 필요합니다. 운동량 부족 때문인지, 피로도 관리를 못한 오버 트레이닝 때문인지, 아니면 부상을 당한 기간에도 너무 많은 훈련량을 소화했거나 수면 시간에는 문제가 없는지 등등이 그렇습니다. 나 자신의 지난 시간과 현재를 가장 객관적으로 돌아볼 수 있는 유효한 수단이 바로 운동 일지인 것입니다.

018_ 운동 일지 작성 요령

운동 일지는 상세하게 적을수록 나중에 여러 모로 도움이 됩니다. 노트에 수기로 적거나, 스마트폰 메모장, 운동 일지 앱도 좋습니다. 저의 경우에는 운동하면서 그때그때 스마트폰 메모장에 적어 둡니다.

일지를 작성하는 요령은 날짜, 운동한 헬스장, 볼륨(무게×세트×횟수), 쉬는 시간, RPE 스케일 등입니다. 운동 중에 특이사항이 있다면 그것도 함께 적습니다. 근성장의 느낌이 잘 나오거나 자세가 잘 나왔으면 왜 잘 나왔는지, 운동이 잘 안 될 때는 왜 그런 건지 등을 자유롭게 적으면 됩니다.

일지는 운동 수행 능력이 발전하고 있는지를 확인하려는 목적이 크기 때문에 가급적 같은 헬스장에서, 일관된 프로그램으로 운동하는 게 좋습니다. 세트 사이의 쉬는 시간을 함께 적는 것 역시 동일한 운동 조건이라야 발전 여부를 정확하게 판단할 수 있어서입니다. 그만큼 중요하므로 '쉬는 시간'을 빠뜨리지 않기 바랍니다. 일지는 운동 중에, 아니면 운동 후에 적어도 좋습니다. 다만 운동 후에는 깜빡하거나 귀찮게 느껴질 수도 있으니 운동 중에 적는 것을 권장합니다. 참고로, 오른쪽은 저의 실제 운동 일지입니다.

■ **2/14일, 월요일** (더제이 피트니스)

벤치프레스 : 120kg x 3sets x 6reps (3:00) @ 8

중량 풀업 : 21kg x 3sets x 8reps (2:30) @ 9

오버헤드 프레스 : 67.5kg x 3sets x 8reps (2:30) @ 8

실 로우 : 40kg x 3sets x 10reps (2:00) @ 8

인클라인 벤치프레스 : 100kg x 3sets x 8reps (2:00) @ 8

사이드 래터럴 레이즈 : 14kg x 3sets x 12reps (1:30) @ 9

덤벨 컬 : 20kg x 3sets x 8reps (1:30) @ 9

케이블 푸시다운 : 40kg x 3sets x 10reps @ 9

벤트오버 사이드 래터럴 레이즈 : 10kg x 3sets x 15reps @ 9

해머 컬 : 15kg x 3sets x 10reps (1:30) @ 9

스컬 크러셔 : 15kg x 3sets x 10reps (1:30) @ 9

★ 인클라인 벤치프레스에서 양쪽 팔꿈치가 접힌다는 느낌으로 근육을 신장시키
  니까 가슴 텐션에 집중하기가 더 수월했다.

＊ 괄호 안은 쉬는 시간, @ 표시는 RPE 스케일

019_ 근력운동의 임계점

물이 100도가 되어야 끓어오르듯이 몸을 만드는 노력과 정성은 그때그때 눈
에 보이는 게 아닙니다. 운동뿐 아니라 세상 모든 일의 이치가 그런 것 같습니
다. 본인의 분야에서 괄목할 만한 성과를 내려면 상당한 시간과 노력이 필요
하지만, 그에 따르는 변화와 성취는 어느 한 지점을 지나서야 비로소 겉으로
드러납니다. 그때가 바로 '임계점'입니다.

저 역시 3년이 넘게 1년 365일을 하루도 빠지지 않고 운동하던 때가 있었고, 2년이 넘도록 튀김이나 라면, 과자 따위를 아예 입에 대지 않은 적도 있습니다. 가족 모임처럼 일상의 어떤 이벤트라도 있으면 그 때문에 운동을 못할까봐 불안한 마음부터 들던 시절이었습니다. 그만큼 운동에 모든 것을 쏟아부었는데도 몸은 헬스 초창기 때와는 달리 내 마음처럼 변화해주지 않았습니다. 오히려 하루 30~40세트의 회복이 고려되지 않은 훈련을 하다가 회전근개 파열, 그리고 연골이 찢어져 수술대에 오를 뻔하기도 했습니다. 오버 트레이닝으로 인한 무력감, 운동 권태로 급기야 저는 마흔 살까지만 운동하고 다른 길을 찾아보려고도 했습니다.

바로 그 무렵에 제 인생의 귀인, 상길이 형을 만나게 되었습니다. 그는 제게 그렇게까지 운동과 음식으로 혹사시키지 않아도 몸을 만들 수 있는 방법이 있다는 사실을 처음 알려주었습니다. 해외 경험이 많은 그는 근력운동에 관한 외국의 체계화된 운동법과 식단 구성 요령 등 다양한 정보를 남들보다 빠르게 받아들여 활용하고 있던 터였습니다.

현재 유튜브 근력운동 채널 '길브로'를 함께 운영하고 있는 이상길 선수를 만나지 못했더라면 아마 이렇게 책을 쓰고 있는 저는 없었을지도 모릅니다. 그 이전에 당시에는 지옥처럼 느껴졌던 운동 정체기가 찾아오지 않았더라면, 운동 정체기 전에는 정말 몸이 좋아지고 싶다는 간절함과 진정성 있는 노력이 꾸준히 이어지지 않았더라도 지금의 저는 없었을 것입니다. 돌이켜보면 그 각각의 때가 임계점을 위한 한 과정이 아니었나 싶습니다.

다음 part부터는 스트레칭과 맨몸 운동에 이어 7대 운동을 비롯한 프리 웨이트, 머신 운동, 몸을 만드는 식사법 등 실제 근력운동의 핵심을 차례로 설명하겠습니다. 몸이 좋아지기를 정말 간절히 바라던 시절의 운동 요령과 지식을 거의 정리했으니, 저처럼 몸을 만들고자 노심초사하는 분들에게는 큰 도움이 될 거라고 생각합니다.

물론 이 책은 그 무슨 비법서가 아닙니다. 책에서 설명하는 내용은 상당 부분 각자의 몸으로 직접 경험하고, 충분히 힘든 단계를 거쳐야 그 가치가 온전

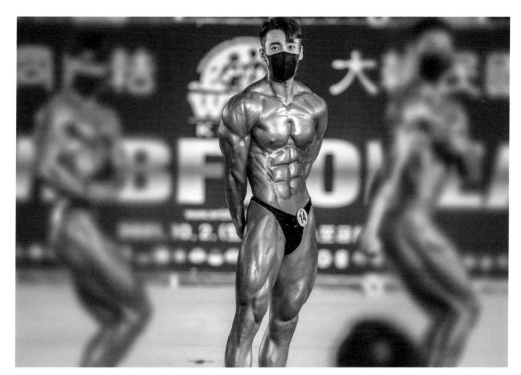

2021 WNBF(세계 내추럴보디빌딩 협회)에서 피지크 그랑프리를 수상했을 때의 필자

히 느껴질 것입니다. 다만, 이제껏 힘들게 운동하면서 스스로에게 수없이 질문하고 고민해 왔다면 더욱 좋은 조건인 것만큼은 분명합니다. 그런 분들에게는 임계점이 생각보다 머지않았을 것입니다.

몸 근육의 명칭

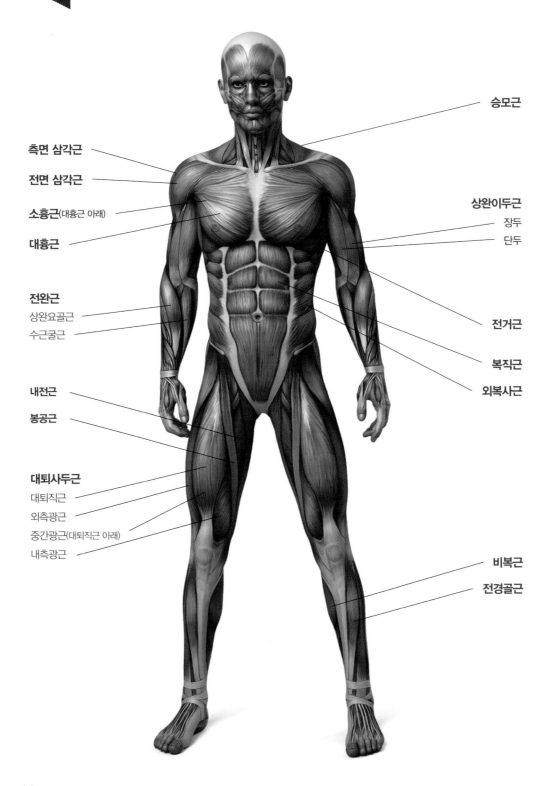

승모근

측면 삼각근

전면 삼각근

상완이두근

소흉근(대흉근 아래)

장두

단두

대흉근

전완근

상완요골근

수근굴근

전거근

복직근

외복사근

내전근

봉공근

대퇴사두근

대퇴직근

외측광근

중간광근(대퇴직근 아래)

내측광근

비복근

전경골근

통상적인 근육 명칭으로 표기했습니다만, 대다수는 우리말 명칭이 따로 있습니다. 대표적으로는 삼각근(어깨세모근), 승모근(등세모근), 광배근(넓은등근), 상완이두근(위팔두갈래근), 대흉근(큰가슴근), 복직근(배곧은근), 대퇴사두근(넙다리네갈래근) 등입니다.

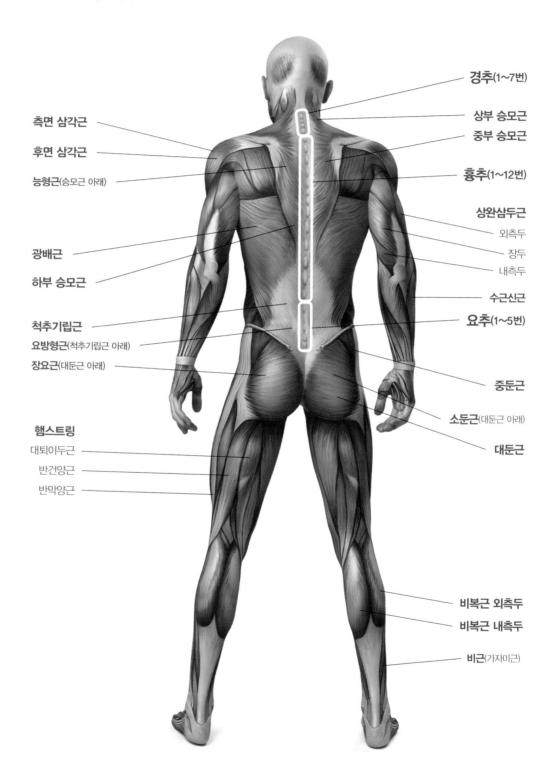

경추(1~7번)

측면 삼각근

상부 승모근

중부 승모근

후면 삼각근

능형근(승모근 아래)

흉추(1~12번)

상완삼두근

외측두

장두

내측두

광배근

하부 승모근

수근신근

요추(1~5번)

척추기립근

요방형근(척추기립근 아래)

장요근(대둔근 아래)

중둔근

소둔근(대둔근 아래)

대둔근

햄스트링

대퇴이두근

반건양근

반막양근

비복근 외측두

비복근 내측두

비근(가자미근)

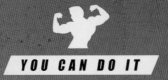

YOU CAN DO IT

part 2

스트레칭과
기능적인
맨몸운동

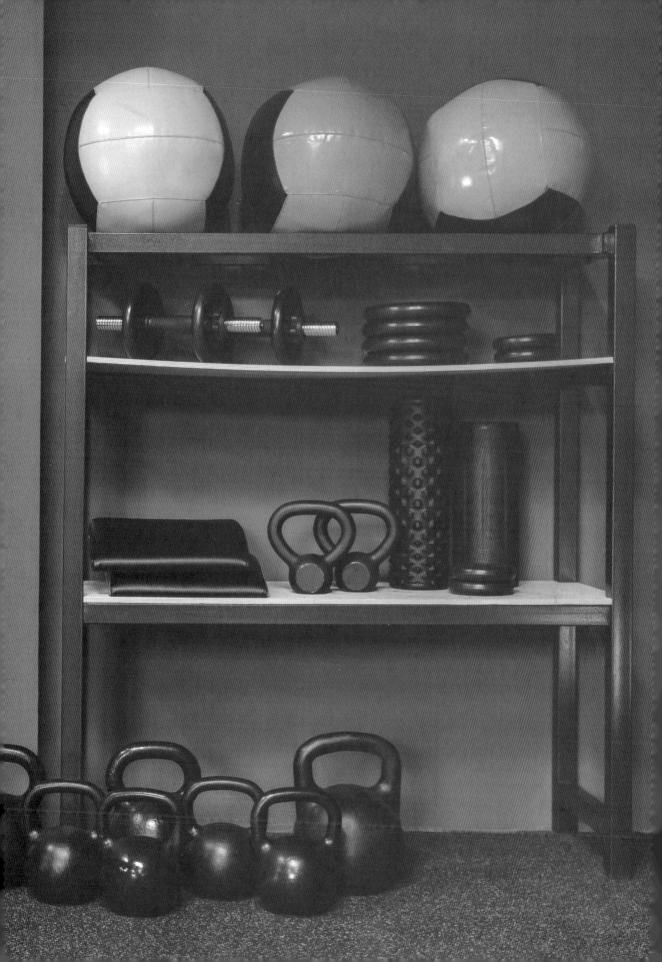

021_ 운동 전후 **스트레칭의 중요성**

몸을 만들기 위해 운동을 처음 시작하는 분들 중에 스트레칭을 중요하게 생각하는 경우는 굉장히 드뭅니다. '몸을 만든다 = 근력운동'이라는 믿음이 크기 때문입니다. 근력운동이 몸을 만드는 지름길인 것은 누구도 부인할 수 없지만, 근력운동을 잘하기 위해서는 스트레칭도 꼭 필요합니다. 예컨대 스쿼트나 데드리프트 같은 동작은 근육의 가동범위가 충분히 확보되지 않으면 좋은 자세가 나오기 어렵습니다.

근력운동에서 잘못된 자세는 근육을 효율적으로 쓰기 어렵게 할 뿐 아니라, 한편으로 부상의 원인이 됩니다. 그리고 잘못된 자세는 거의가 유연성 결핍, 즉 스트레칭과 기능적인 맨몸 운동의 부족 때문입니다. 특히 허리, 무릎 부상은 하체나 고관절을 많이 쓰는 운동에서 유연성이 잘 나오지 않아 다치는 경우가 대부분입니다. 또한 어깨 부상은 회전근개의 안정성 부족 또는 라운드 숄더, 즉 어깨가 굽은 채로 운동하다가 다치는 일이 잦습니다. 라운드 숄더를 초래하는 원인은 흉추 유연성 부족, 타이트한 가슴 근육, 중하부 승모근의 근력 약화 등이고요.

근력운동 전에 20분쯤 몸을 충분히 풀어주는 것을 권장합니다. 이때 근육을 늘린 상태에서 자세를 오래 지속하기보다는 타이트한 근육이 풀릴 정도로만 스트레칭해주는 게 좋습니다. 근육의 탄성을 웬만큼 유지한 채 스트레칭을 해야 본 운동에서 근력이 많이 떨어지지 않기 때문입니다. 다만, 본 운동의 특정 동작에서 자세가 잘 나오지 않는다면 해당 근육들이 많이 뻣뻣하다는 의미이므로 올바른 자세로 운동하기 위해서는 정적인 스트레칭을 충분히 해줄 필요가 있습니다.

그리고 근력운동이 끝난 후에는 운동으로 타이트해진 근육들을 시간을 갖고 늘려주는 게 좋습니다.(정적인 스트레칭) 그래야 근육이 뻣뻣해지지 않아서 다음 날에도 안정된 자세로 보다 수월하게 운동을 이어갈 수 있습니다.

참고로, 스트레칭은 크게 정적인 스트레칭과 동적인 스트레칭으로 구분합니다. 정적 스트레칭은 근육을 서서히 펼쳐 완전히 이완시킨 상태에서 자세를 일정 시간 유지하는 것으로, 우리가 흔히 생각하는 스트레칭의 이미지입니다. 그에 비해 동적 스트레칭은 반동을 살짝 넣어 단순 동작을 반복하는 맨몸 운동을 말합니다.

근력운동 전후에 잘 풀어줘야 하는 부위는 광배근, 회전근개, 가슴 근육, 고관절, 대퇴사두, 둔근, 햄스트링 정도입니다. 많이 뻣뻣하다고 여겨지는 부위는 근육을 좀 더 세분화해 스트레칭해주면 좋고요. 운동 전 스트레칭 순서는 타이트한 근육을 정적 스트레칭으로 풀어주고, 이어서 동적 스트레칭으로 몸의 기능적인 움직임을 향상시켜 주는 순으로 마무리하면 됩니다. 폼롤러가 있는 경우에는, 가장 먼저 폼롤러로 긴장된 근육과 근막(근육의 겉면을 싸고 있는 막)을 풀어주는 게 효과적이니 참고하기 바랍니다.

운동 전 스트레칭 – 20분 정도 충분히 풀어준다.
: (폼롤러 스트레칭) → 정적 스트레칭 → 동적 스트레칭

운동 후 스트레칭
: 정적 스트레칭

022 **고관절**과 **허리** 스트레칭

1_

중둔근 스트레칭

엉덩이 위쪽 옆의 중둔근은 걸을 때 몸의 균형을 잡아주고 고관절(엉덩관절)의 안정성을 담당하는, 기능적으로 매우 중요한 근육입니다. 중둔근이 뻣뻣해지면 허리 통증이 생기기 쉽고, 스쿼트나 하체 운동 시 자세가 불안정해져 부상의 우려도 있으므로 자주 스트레칭해주기 바랍니다.

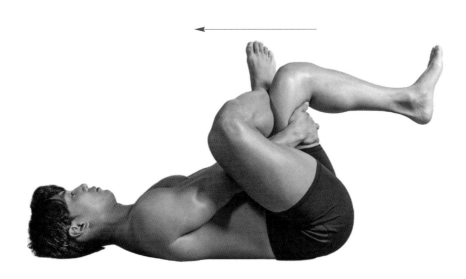

누워서 한쪽 무릎을 기역 자로 만들고 반대쪽 다리를 책상다리로 그 위에 올린 후에, 양손으로 다리를 당겨 엉덩이(중둔근)를 스트레칭한다. 이때 머리가 들리거나 허리가 너무 뜨지 않는 상태로 당긴 자세를 유지한다.

* 운동 전 좌우 20~30초/ 운동 후 1분 이상 유지

내전근, 햄스트링, 요방형근 스트레칭

넓적다리의 내전근과 햄스트링, 허리의 요방형근을 이완시키는 정적 스트레칭입니다. 요추와 골반을 이어주는 요방형근(허리네모근)이 뭉치면 허리 통증은 물론, 코어도 약해지므로 내전근과 함께 자주 풀어 주는 게 좋습니다.

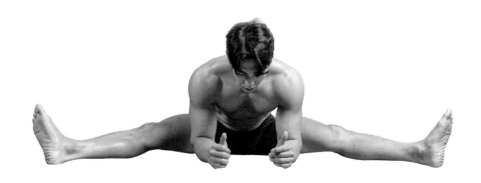

다리를 양옆으로 최대한 벌리고, 몸통을 앞으로 수그려서 아랫배가 땅에 닿는다는 느낌으로 스트레칭한다.(내전 근, 햄스트링 이완)

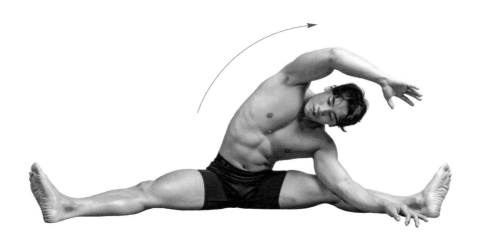

앞의 자세에서 가슴을 정면으로 향한 채 최대한 옆으로 기울인다.(요방형근, 광배근 이완)

* 운동 전 좌우 20~30초/ 운동 후 1분 이상 유지

023 **하체** 스트레칭

1_

장요근 스트레칭

요추와 다리뼈를 잇는 장요근(엉덩허리근)은 요통과 관계가 깊습니다. 오래 앉아 일하는 사람들 상당수가 운동 중 허리 통증을 호소하는데, 장요근의 과도한 수축 때문인 경우가 많습니다. 장요근을 풀어주면 허리 및 골반 통증 해소뿐 아니라, 보다 수월하게 하체 운동을 진행할 수 있습니다.

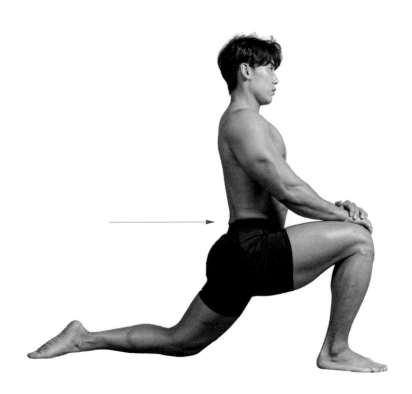

한쪽 다리를 앞으로 빼서 아랫배와 엉덩이 근육을 긴장시킨다. 이 상태에서 앞으로 천천히 밀고나간 자세를 유지해 뒷다리 쪽 장요근을 스트레칭한다.

* 운동 전 좌우 20~30초/ 운동 후 1분 이상 유지

2

골반, 내전근 스트레칭

발끝 잡고 쪼그려 앉기는 골반을 열어주고 허벅지 전체에 혈액순환을 촉진하는 데 좋은 스트레칭으로, 요가에도 비슷한 자세가 있습니다. 스쿼트 자세가 잘 나오지 않는 분에게 추천합니다.

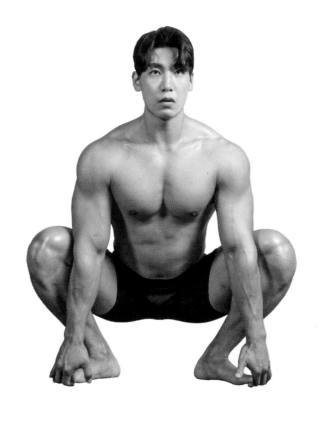

쪼그려 앉기에 편한 발 너비로 앉아 양손으로 발끝을 잡는다. 이 상태에서 가슴은 최대한 펴고 허리가 구부러지지 않는 선에서 버틴다.

* 운동 전 좌우 20~30초/ 운동 후 1분 이상 유지

상체 스트레칭

1_

광배근 스트레칭

광배근이 타이트해지면 등 운동에 문제를 일으킵니다. 오버헤드 프레스나 숄더 프레스 계열의 팔을 위로 올리는 동작에도 제한이 생겨 그 보상 작용으로 허리를 많이 젖히게 됩니다. 이로써 허리의 과도한 긴장을 유발하게 되는데, 광배근의 유연성은 상체 운동 전반에 매우 중요합니다.

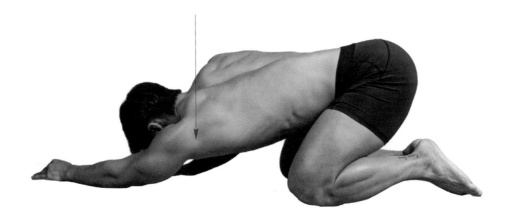

무릎을 꿇고 엎드려서 한쪽 팔을 몸 안쪽 사선으로 뻗어준다. 이 상태에서 겨드랑이 쪽을 바닥으로 지그시 누르며 광배근을 스트레칭한다.

* 운동 전 좌우 10~15회/ 운동 후 1분 이상 유지

2_

흉추 스트레칭

흉추 유연성이 좋아지면 운동을 할 때 요추나 경추의 부담도 자연스럽게 줄어들기 때문에 유용한 스트
레칭입니다. 고양이와 소 자세는 허리보다는 흉추를 중심으로 척추 전체가 움직인다고 상상하며 스트
레칭해야 효과를 제대로 볼 수 있습니다.

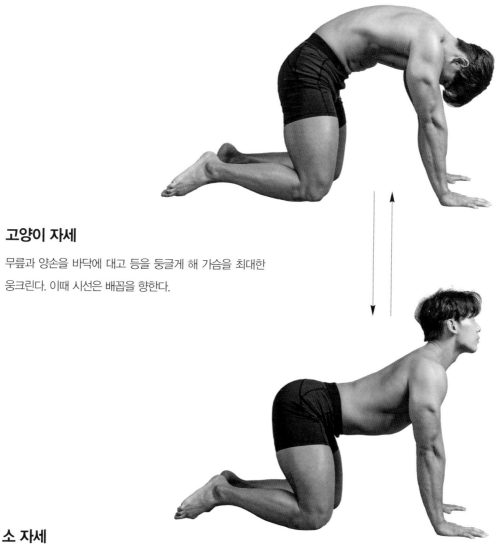

고양이 자세

무릎과 양손을 바닥에 대고 등을 둥글게 해 가슴을 최대한
웅크린다. 이때 시선은 배꼽을 향한다.

소 자세

이번에는 가슴은 최대한 바닥으로 밀어주며 시선을 위로 젖힌다.

＊ 운동 전후 위아래로 20~30회 반복

3_

전거근 스트레칭

전거근은 겨드랑이 아래쪽에서 어깨 관절을 잡고 있는 근육입니다. 어깨 부상의 70% 이상이 운동 시 전거근이 제 역할을 못 하거나 다른 근육에 비해 약해져 있기 때문에 발생합니다. 그만큼 중요한 근육이므로 운동 전후로 진행하면 어깨 부상 방지에 많은 도움이 됩니다.

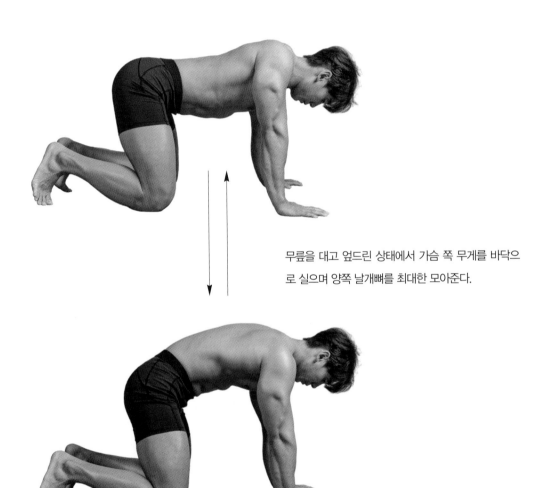

무릎을 대고 엎드린 상태에서 가슴 쪽 무게를 바닥으로 실으며 양쪽 날개뼈를 최대한 모아준다.

이번에는 양쪽 날개뼈를 최대한 벌린다는 느낌으로 올라오며 전거근에 힘을 느껴본다.

* 운동 전후 아래위로 20~30회 반복

025 기능적인 **맨몸 움직임**
– 동적 스트레칭

몸 만들기에 대한 관심이 많아지고 웨이트 트레이닝 수요도 부쩍 늘었지만, 사람들은 웨이트 트레이닝이 굉장히 기능적인 몸의 움직임을 바탕으로 하는 운동이라는 사실을 잘 알지 못합니다.

웨이트 동작이 다른 운동에 비해 비교적 단순하기 때문에 한두 번 따라 해 보면 너도나도 벤치프레스나 스쿼트, 데드리프트 같은 동작을 자유롭게 할 수 있을 거라고 생각합니다. 물론 오산입니다. 이전에 다른 운동을 많이 접했던 분들이라면 웨이트 동작이 크게 어렵지 않을 수는 있습니다. 하지만 충분한 운동 경험 없이 웨이트 트레이닝에 입문한 경우라면 신체가 기능적으로 깨어 있지 않을 가능성이 매우 높습니다.

웨이트 트레이닝에 들어가기에 앞서 기능적인 맨몸 운동을 통해 근육과 관절이 부드럽게 움직일 수 있도록 하고, 부상 우려도 낮출 수 있습니다.

여기서는 기능적인 맨몸 움직임의 대표격으로 개구리 스트레칭, 스쿼트 자세로 무릎 터치하기, 양발 벌려 한쪽으로 쪼그려 앉기를 소개하겠습니다. 동작이 자연스럽게 잘되는 분들은 운동 전 동적 스트레칭으로 활용하고, 자연스럽게 되지 않는 분들은 움직임이 잘 나올 때까지 운동 전에 10~20분 정도 반복 숙달하기 바랍니다.

1_

개구리 스트레칭

스쿼트나 하체 운동을 할 때 고관절의 유연성 때문에 깊이 앉지 못하는 분들이 많습니다. 개구리 스트
레칭은 이를 개선하는 데 도움이 되는 동적 스트레칭입니다. 근육이 뻣뻣한 분들은 내전근이 땅기는
느낌이 들기도 할 텐데, 보통은 고관절의 모빌리티 향상을 위해 선행하는 운동입니다.

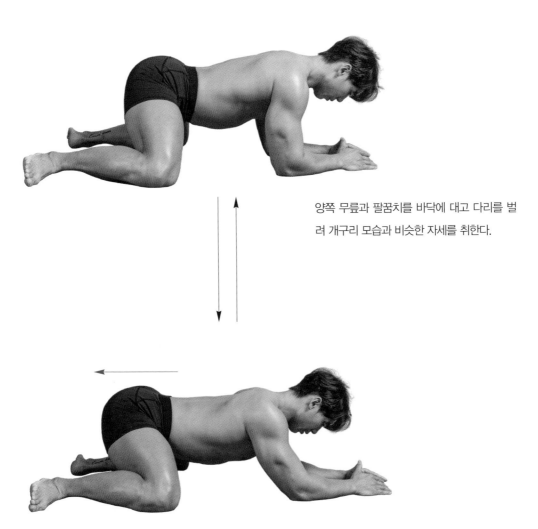

양쪽 무릎과 팔꿈치를 바닥에 대고 다리를 벌
려 개구리 모습과 비슷한 자세를 취한다.

엉덩이를 뒤로 밀어 스트레칭하는데, 허리가
지나치게 꺾이지 않도록 한다.

* 운동 전에 앞뒤로 20회 반복

2_

스쿼트 자세로 무릎 터치하기

이 스트레칭 또한 고관절을 좀 더 부드럽고 자연스러운 움직임으로 만들어주는 모빌리티 동작입니다. 무릎이 바닥에 잘 닿지 않거나 억지로 닿게 하려다가 반대쪽 뒤꿈치가 지면에서 뜨는 경우가 있는데, 발바닥이 뜨지 않게 고관절 유연성을 최대한 활용해 운동하는 게 포인트입니다.

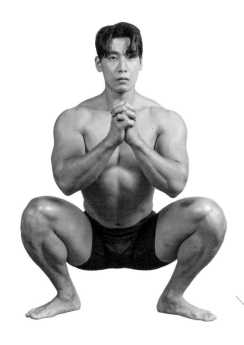

양손은 몸 앞에서 깍지, 허리를 곧게 세우고 양발을 골반 너비로 벌려 스쿼트 자세를 취하면서 쪼그려 앉는다.

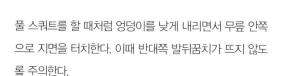

풀 스쿼트를 할 때처럼 엉덩이를 낮게 내리면서 무릎 안쪽으로 지면을 터치한다. 이때 반대쪽 발뒤꿈치가 뜨지 않도록 주의한다.

* 운동 전에 좌우 20회 반복

3_

양발 벌려 한쪽으로 쪼그려 앉기

이 동작은 내전근, 햄스트링, 발목 유연성 모두를 개선시켜주는 동적 스트레칭입니다. 당장에는 허벅지 안쪽(내전근)이 땅겨서 푹 앉지 못하거나, 발뒤꿈치가 바닥에서 뜨는 분도 있을 것입니다. 자세가 잘 나오지 않는다면 나의 부족한 부분으로 여기고 꾸준히 스트레칭해주기 바랍니다.

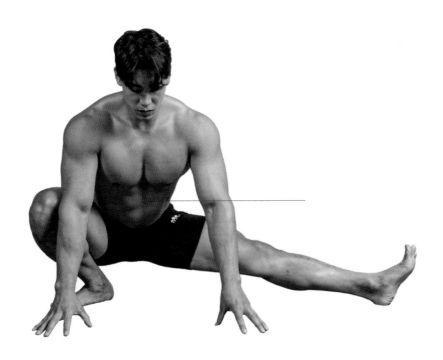

어깨 두 배 너비 정도로 발을 벌린 상태에서 한쪽으로 낮게 쪼그려 앉는다. 이때 앉는 쪽의 뒤꿈치가 최대한 뜨지 않아야 하고, 펴는 쪽 다리 또한 굽혀지지 않아야 한다. 완전히 일어선 후에 다시 반대 방향으로 진행한다.

* 운동 전에 좌우로 20회 반복

026

폼롤러를 활용하는 스트레칭

폼롤러는 근육의 뭉침으로 인한 트리거 포인트(통증 유발점)와 근막을 풀어주는 효과가 뛰어난 원기둥형 마사지 도구입니다. 운동 전에 폼롤러로 근육과 근막을 마사지해 주면 근육 내 피로 물질도 함께 해소 되어 부상 예방 및 운동 효율을 높이는 데 도움이 됩니다. 폼롤러는 여러 운동 분야에 폭넓게 활용되고 있는데, 근력운동 전 폼롤러 스트레칭의 효과 역시 충분히 검증되었다고 할 수 있습니다.

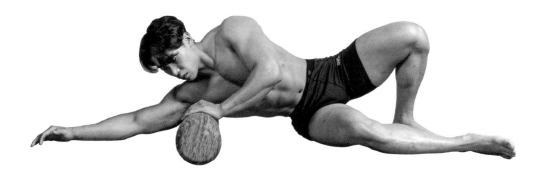

1_

광배근 풀어주기

폼롤러에 팔을 옆으로 올리고 누워, 어깨 아래쪽의 광배근을 아래위로 천천히 롤링시킨다는 느낌으로 풀어준 다.(좌우 20~30회 반복)

2_

능형근 풀어주기

위를 보고 누워 양쪽 날개뼈를 좌우로 밀친 상태에서 양 날개뼈 사이 부분을 아래위로 움직여 풀어준다. 능형근은 승모근 안쪽에서 척추와 날개뼈를 잇는 근육이다.(좌우 20~30회 반복)

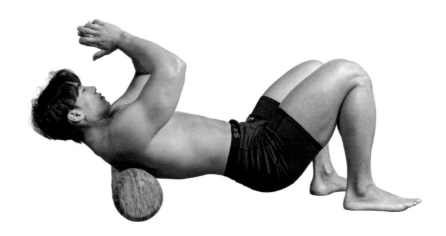

3_

요방형근 풀어주기

허리에 폼롤러를 대고 몸을 옆으로 틀어준 상태에서 아래위로 천천히 움직이며 풀어준다. 허리네모근이라고도 하는 요방형근은 엉덩뼈와 갈비뼈, 척추를 잇는 근육이다.(좌우 20~30회 반복)

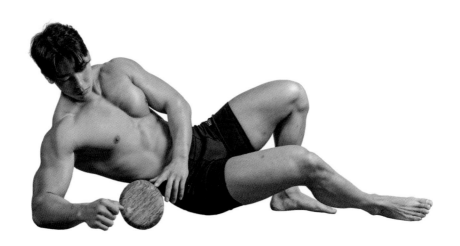

4_

대퇴사두근 풀어주기

폼롤러 위에 허벅지의 통증이 느껴지는 부위를 대고 롤링하는데, 무릎을 굽혔다가
펴는 동작을 함께 반복하면서 풀어준다.(좌우 20~30회 반복)

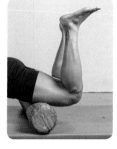

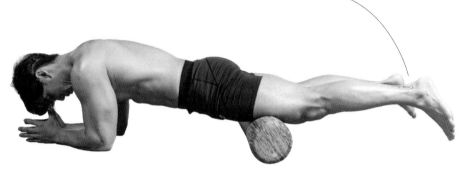

5_

햄스트링과 둔근 풀어주기

폼롤러를 햄스트링에 대고 앉은 상태로 롤링하며 풀어준다.(좌우 20~30회 반복) 이때 둔근도 함께 풀어주면 좋은
데, 아래 그림에서 오른다리를 ㄱ자로 구부려 왼쪽 허벅지에 걸쳐 엉덩이를 대고 풀어준다.

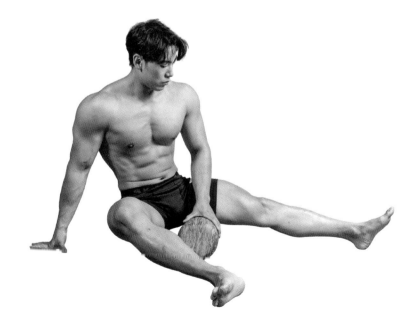

027

고무밴드를 활용하는 스트레칭

흔히 세라 밴드thera-band라고 불리는 고무밴드는 약한 부하로 근육을 섬세하게 긴장시키고 활성화해 부상을 예방하는 효과가 있습니다. 웨이트 트레이닝은 큰 근육 위주로 운동하기 때문에 신체 밸런스에 관여하는 안정근을 주 운동으로 삼지는 않습니다. 따라서 고무밴드 스트레칭으로 소근육과 안정근들을 활성화해 본 운동에 들어가면 보다 높은 퀄러티로 트레이닝할 수 있습니다. 색깔마다 고무밴드의 탄성이 다르므로 내 근력에 맞게 고르면 됩니다.

1_

회전근개 운동 1

회전근개는 어깨 안정성에 중요한 역할을 합니다. 어깨 부상의 대부분이 회전근개 손상인데, 운동 전 회전근개의 스트레칭, 웜업만으로도 부상 위험을 많이 낮출 수 있습니다.

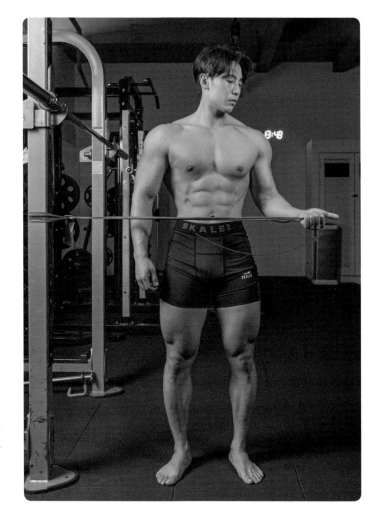

팔꿈치를 옆구리 가까이에 붙여 팔꿈치가 떨어지지 않는 상태로 팔을 천천히 외회전시킨다.(좌우 20~30회 반복)

2_

회전근개 운동 2

양손으로 밴드를 잡고 가슴 높이까지 당겨 올린 상태에서, 팔꿈치를 고정한 채로 팔을 천천히 위쪽 방향으로 외회전시킨다.(좌우 20~30회 반복)

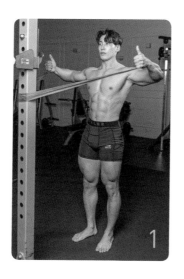 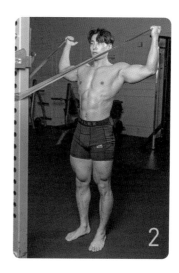

3_

고무밴드 Y 레이즈 – 하부 승모근 운동

어깨 부상과 라운드 숄더(굽은 등)는 하부 승모근의 약화도 한 원인이므로 어깨 안정성에 도움이 되는 운동이다. 가슴 높이에서 밴드를 잡고 팔을 편 채 만세하듯이 위로 올린다.

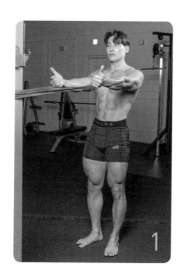 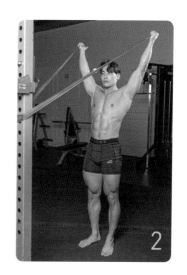

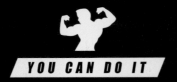

YOU CAN DO IT

part 3

웨이트 트레이닝
7대 운동의 기본

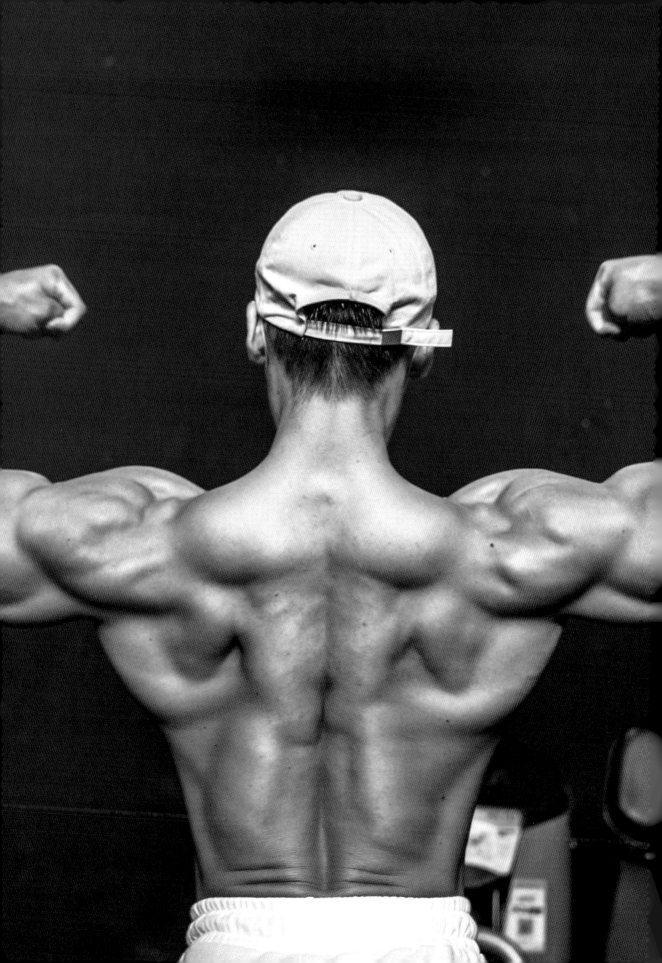

028_ 3대 운동은 꼭 마스터해야 한다

모든 일에는 항상 기본이 중요한 듯합니다. 영어를 배우고 싶으면 알파벳부터 하나하나 시작해야 하고 피아노를 치고 싶으면 음표, 계이름을 먼저 알아야 합니다. 헬스장에 와서 무엇부터 해야 하는지 잘 몰라서 머신 사이를 왔다갔다하는 초보자들 역시 마찬가지입니다.

웨이트 트레이닝에서 가장 중요하고도 기본적인 운동들이 있습니다. 바로 3대 운동을 포함한 프리 웨이트입니다. 3대 운동은 스쿼트, 벤치프레스, 데드리프트를 말하는데, 이처럼 바벨과 덤벨 정도만 사용하여 근력을 키우는 훈련을 프리 웨이트 트레이닝free weight training이라고 합니다.

3대 운동을 못해도 몸이 좋아질 수는 있습니다. 하지만 3대 운동을 잘하면 더욱 빨리 좋아질 수 있습니다. 3대 운동이 중요한 이유는 같은 시간에 최대한 많은 근육과 관절을 동원해 운동하기 때문입니다.

근육과 관절을 많이 동원한다는 것은 한 번에 많은 근육량을 얻을 수 있다는 뜻입니다. 더욱이 초보자에게는 3대 운동을 포함한 기본적인 프리 웨이트를 마스터해 나가려는 과정 자체가 빠르게 몸을 만드는 좋은 밑거름이 됩니다. 주변의 몸 좋은 사람들 중에 3대 운동을 안 하는 분들도 종종 볼 수 있습니다. 하지만 그들은 못해서 안 하는 게 아니라 필요에 의해 하지 않을 뿐입니다. 즉, 안 하는 사람은 있어도 못하는 사람은 없습니다.

3대 운동을 게을리해서는 폭발적인 근성장을 기대하기 어렵습니다. 웨이트 트레이닝에 처음 입문하는 분들, 그리고 본인이 초급 이상이라도 3대 운동의 중요성을 잊고 있었다면 다시금 3대 운동으로 돌아오기 바랍니다.

029_ 몸을 만들어주는 가장 기본, 덤벨과 바벨

헬스장에 가면 익숙하지 않은 자세로 케이블 플라이를 하거나 머신에 앉아 이 두 컬을 하는 헬린이들을 어렵지 않게 볼 수 있습니다. 물론 이게 나쁘다는 말은 아닙니다. 이렇게 꾸준히 운동해도 언젠가는 몸이 좋아질 것이고, 운동에 재미를 붙여 가는 것 자체를 매우 긍정적으로 생각합니다. 하지만 운동의 효율적인 측면에서는 아쉬움이 남습니다.

몸이 조금이라도 빨리 좋아지기 위해서는 〈맨몸 운동 – 프리 웨이트 – 머신 운동〉 순으로 단계를 거치는 게 좋습니다.

맨몸 운동은 코어 근육(골반과 척추를 지지해 몸통의 중심을 잡아주는 근육) 발달을 비롯해 전체적인 밸런스 유지, 몸을 올바로 사용할 수 있게끔 운동 신경을 깨우는 효과가 큽니다. 또한 내 몸의 무게로 하는, 비교적 적응 중량에서의 훈련이 관절과 인대를 천천히 성장하게도 도와줍니다. 이렇게 근육과 관절, 인대를 성장시키면서 근육 동원률이 높은 바벨과 덤벨 위주의 다관절 운동, 즉 본격적으로 근육을 키우는 단계로 넘어갑니다. 그런 한편으로 단순관절을 사용하는 머신을 통해 근육의 부족한 부분을 채우는 순으로 진행하는 것이 몸이 빨리 좋아지는 정석이라고 할 수 있습니다.

어설픈 운동 지식이 오히려 해가 될 수도 있습니다. 어떤 몸 좋은 선수가 플라이를 한다고 해서 푸시업도 제대로 되지 않으면서 케이블 플라이를 잡는다든지, 중량 스쿼트가 힘들다며 아예 제쳐두고 다른 머신 운동만 붙잡고 있다면 몸이 빠르게 좋아질 수 없습니다. 정석대로 하면 하루에 한 장 쌓을 종이를 10일에 걸쳐 쌓을 수도 있습니다.

국내외의 많은 내추럴 보디빌더 선수들이 덤벨과 바벨 운동을 기본으로 프로그램을 구성합니다. 이 말은, 아무리 운동 고수라도 덤벨과 바벨 운동 같은 프리 웨이트를 가장 기본으로 생각한다는 의미입니다. 기본이 튼튼하지 않으면 결코 높이 쌓을 수 없는 게 바로 근력운동입니다. 덤벨과 바벨에 익숙해지며 어느 정도 만족스러운 근육량을 얻고 나서, 추가적으로 부족한 부위에 대해서는 머신을 적극 사용하기 바랍니다.

030_ 웜업 세트와 훈련 세트

웨이트 트레이닝을 하시는 분들은 대개 가슴 운동으로 벤치프레스를 최소 3세트 이상은 합니다. 다시 말해, 벤치프레스 5세트를 한다고 가정하면 빈 봉에서부터 가장 무거운 무게까지의 훈련을 총 5세트라고 이해하는 게 보통입니다. 하지만, 강도 있고 질 높은 운동을 소화하기 위해서는 웜업 세트와 훈련 세트를 나누어 수행해야 합니다.

웜업 세트는 말 그대로 몸이 풀릴 정도의 세트 수를 말합니다. 반면에 훈련 세트는 진짜로 훈련이 되는 세트 수입니다. 훈련 세트는 가급적 RPE 기준 5~6 이상이어야 하고, 훈련 세트에 들어가기 전에 충분히 몸을 풀어주는 과정이 바로 웜업 세트입니다. 한편으로 웜업 세트는 훈련 세트에서 들어올릴 무게에 대해 근육과 관절이 적응하도록 합니다. 따라서 웜업 세트에서는 너무 힘을 빼지 않고, 훈련 세트에서 강도 있게 운동하는 게 중요합니다.

예) 벤치프레스 웜업 세트

빈봉 20kg 20개

40kg 10개

60kg 5개

80kg 3개

90kg 1개

예) 벤치프레스 훈련 세트

1세트 100kg 8개 (RPE 6)

2세트 100kg 8개 (RPE 8)

3세트 100kg 8개 (RPE 9)

이렇게 훈련하는 이유는 강도가 낮은 웜업 세트에서 강도가 강한 훈련 세트에 지장이 가지 않게끔 명확히 구분하기 위해서입니다. 즉, 힘을 써야 할 구간에서 훈련 목적(스트렝스, 근비대, 근지구력)에 맞춰 본인의 힘을 퀄러티 있게 뽑아내도록 하는 것입니다. 게다가 운동 볼륨을 객관적으로 수량화할 수도 있어서 내가 발전하고 있는지를 정확하게 판단할 수 있게 해줍니다.

031_ 근력운동에서의 호흡법

근력운동을 처음 접하면 호흡법에 대해 많이들 궁금해합니다. 숨을 언제 들이마시고 내쉬어야 하는지 잘 모르겠다는 것입니다. 근력운동 시 호흡법은 딱히 어렵지 않습니다. 호흡 요령은 몇 가지가 있는데, 결국 같은 내용이니 이해가 잘되는 쪽으로 요령을 익히면 됩니다.

1. 힘을 쓰는 구간에서 내쉬고, 버티는 구간에서 들이마신다.
2. 근육이 수축하는 구간에서 내쉬고, 이완하는 구간에서 들이마신다.
3. 중력을 거슬러 힘쓸 때 내쉬고, 무게가 중력 방향일 때 들이마신다.

예를 들어 팔굽혀펴기에서는 가슴 근육을 주로 쓰는데, 가슴이 지면을 향해 내려갈 때 숨을 들이마시고 올라올 때 내쉬면 됩니다. 마찬가지로, 이두근 운동으로 덤벨 컬을 할 때는 덤벨을 들어올릴 때 숨을 내쉬고요. 호흡 요령의 이해를 돕기 위해 팔굽혀펴기에서 가슴이 내려갈 때와 올라올 때가 어떻게 다른지 보겠습니다.

가슴이 내려갈 때	가슴이 올라올 때
1. 힘을 버티는 구간	1. 힘을 쓰는 구간
2. 근육이 이완되는 구간	2. 근육이 수축되는 구간
3. 무게가 중력 방향	3. 무게가 중력 반대 방향

숨을 들이마신다	숨을 내쉰다

이처럼 염두에 두는 호흡 요령만 다를 뿐, 결과적으로는 같은 동작에서 숨을 들이마시고 내쉬는 것입니다. 만약 헷갈린다면 '힘을 쓸 때 숨을 내쉰다(내뱉는다)'라는 원칙 하나만 기억해도 좋습니다.

그런데, 근력운동을 하다 보면 이처럼 일반적인 호흡으로는 큰 힘을 쓰기 어려울 때가 있고, 코어의 안정성을 위해 숨을 배에 가둬야 할 때도 있습니다. 이때 사용되는 게 발살바 호흡법입니다.

발살바 호흡법은 뱃속에 숨을 가두고 복압을 높여 몸통을 더욱 단단하게 만드는 호흡법입니다. 이로써 무거운 부하를 보다 좀 더 쉽고 안전하게 들어올릴 수 있습니다. 이 호흡법은 어느 정도 무거운 무게로 저항 훈련을 하는 중·상급자들이 흔히 사용합니다. 고관절을 사용하는 데드리프트, 스쿼트의 고중량 훈련이나 코어의 안정성을 필요로 하는 고중량 벤치프레스, 고중량 오버헤드 프레스 훈련 등의 경우가 그렇습니다.

발살바 호흡법은 리프팅이 일어나는 구간에서 호흡이 뱃속에 갇혀 있어야 합니다. 예를 들어, 스쿼트를 할 때 앉기 전에 숨을 들이마시고 참는 상태로 배의 압력을 높여 앉았다가 일어나는 순간까지 숨을 참습니다. 이어서 일어난 후에도 코어에 힘이 풀리지 않을 정도로만 숨을 내쉽니다.

또한 데드리프트에서는 무게를 들어올리기 전에 숨을 들이마신 채로 배의 압력을 높였다가, 들어올리고 나서도 코어에 힘이 풀리지 않을 정도로만 숨을 내쉽니다. (무게를 내릴 때 힘을 풀지 않는 네거티브 훈련법에서도 내려갈 때 어느 정도 숨을 가두어 놓고 있어야 합니다.)

발살바 호흡법은 고중량을 들어올리는 데 효과적이지만, 일시적으로 혈압을 높이기 때문에 고혈압 질환이 있는 분들은 주의해야 합니다.

032_ 운동 자세가 중요한 이유

근력운동을 하면서 사람들은 운동 루틴이나 프로그램에 무엇보다 많은 관심을 가지는 듯합니다. 하지만 몸이 좋아지는 데 정말 중요한 것은 꾸준한 노력과 점진적 과부하의 원칙이고, 이것을 제대로 실현하려면 반드시 올바른 자세로 운동을 수행하는 것이 중요합니다.

예컨대, 팔굽혀펴기를 바른 자세로 10개 하던 사람이 엉망인 자세로 12개를 했다면 점진적 과부하의 원칙 아래 운동량이 늘었다고 보기 어렵습니다. 정확한 자세는 운동의 객관적인 지표가 되기 위한 전제 조건과도 같습니다.

올바른 자세가 중요한 또 하나의 이유는 바로 부상입니다. 이제껏 주위에 근력운동을 하면서 다치는 사람들을 정말 많이 봐왔습니다. 부상에는 여러 요인이 있겠지만, 가장 큰 원인은 자세의 불안정성이었습니다. 자세가 제대로 숙달되지 않은 상태에서 과부하만을 위한 운동을 하다가 다치는 경우가 거의 대부분이었습니다.

근육에 제대로 된 자극을 주려면 올바른 자세가 중요한데, 그전에 분명하게 짚고 넘어가야 할 게 있습니다. 근력운동에서의 자세는 '자극이 잘 오는 자세'가 아닌 '다치지 않기 위한 자세'가 선행되어야 합니다.

우리의 몸은 오늘 자극이 잘 와서 내일 몸이 좋아지는 게 아닙니다. 다치지 않는 자세 내에서 자극을 느껴야 결과적으로는 더욱 크게 성장할 수 있다는 말씀을 꼭 드리고 싶습니다. 특히 초급자의 경우에는 자극을 좇다가 자세 자체를 놓쳐버리는 불상사가 흔하게 일어납니다.

운동 자세는 운동을 하는 본인에게는 알아차리기 어려운 측면이 있습니다. 안정된 자세를 숙달하기 위해서는 자신보다 상위 레벨인 분들의 조언이 중요한 이유입니다. 중·상급자 분들 역시 이따금 내가 다치지 않는 자세로 잘 수행하고 있는지, 본인의 자세 안정성에 대해 의문을 가지며 운동할 필요가 있습니다. '건강을 놓치면 모든 것을 놓친다'라는 말이 있듯이, 근력운동에서는 자세를 놓치면 모든 것을 놓칠 수도 있습니다. 오래도록 운동하며 평생 몸짱으로 지내고 싶다면 올바른 자세를 꼭 염두에 두기 바랍니다.

033_ 쉬는 시간은 몇 분이 적당할까?

운동을 하면서 세트 사이에 어느 정도 쉬는 게 좋을까요? 저는 운동 일지에 쉬는 시간도 함께 적는데, 쉬는 시간이 중요한 이유는 대략 2가지입니다.

1. 쉬는 시간에 따라 운동의 목적과 질이 달라진다.
2. 쉬는 시간을 정확히 하면 수행 능력을 객관화할 수 있다.

보통 쉬는 시간이 짧을수록 근육에 더 강한 자극을 주기 때문에 근성장에 좋다고 생각하는 경향이 있는데, 이 말은 반은 맞고 반은 틀립니다.

물론 세트 사이에 쉬는 시간이 줄었다면 수행 능력이 향상되었다고 할 수 있습니다. 하지만 반드시 전제되어야 하는 게 '같은 무게와 같은 횟수'인 경우입니다. 다시 말해, 쉬는 시간을 줄이는 것 자체가 수행 능력 향상으로 가는 길은 맞지만, 그렇다고 운동량이 줄어드는 결과를 초래해서는 안 됩니다. 근육의 발달은 볼륨, 즉 운동량에 의해 결정됩니다. 쉬는 시간을 줄임으로써 근성장에 도움이 되는 대사적 스트레스를 올릴 수는 있지만, 그로 인해 근성장 메

커니즘에 가장 중요한 역할을 하는 운동량, 즉 기계적 장력을 오히려 줄일 수도 있습니다. 따라서 무작정 쉬는 시간을 줄이기보다는 근육이 회복할 수 있게 쉬는 시간을 충분히 주고, 다음 세트에 목표하는 무게와 횟수를 채우는 게 근성장에 더욱 유리합니다.

근지구력을 기르거나 힘 자체를 키우려는 목적이라면 쉬는 시간을 줄이거나 늘릴 필요는 있습니다. 일반적으로 1분 내외의 비교적 짧게 쉬는 시간은 근지구력 향상에 도움이 되고, 3분 이상의 쉬는 시간은 힘을 키우는 데 더욱 효과적입니다.

파워 리프팅이나 스트렝스 훈련을 하는 경우에 3분 이상의 쉬는 시간이 힘 상승에 굉장히 효율적인 것은 우리 몸의 에너지 대사 특성(ATP 시스템) 때문입니다. ATP 시스템이란 순간적으로 강한 힘을 써야 할 때 몸에 저장된 탄수화물, 즉 글리코겐을 소진하여 에너지를 발생시키는 것을 말하는데, ATP라는 에너지원을 회복하려면 최소 3분 이상이 필요합니다. 그런 이유로 힘 자체를 키우고자 할 때는 3분 이상의 쉬는 시간, 근비대와 근지구력 강화 목적일 때는 아래처럼 쉬는 시간을 조금 줄이면 됩니다.

근지구력 강화	근비대 강화	스트렝스 강화
30초~1분	1분 30초~2분 30초	3분 이상
짧은 쉬는 시간	중간 쉬는 시간	긴 쉬는 시간

034_ 스트렝스와 근비대 훈련의 이해

스트렝스 훈련은 무거운 무게를 5~6회 미만으로 적게 들고, 근비대 훈련은 비교적 가벼운 무게를 8회 이상으로 많이 듭니다. 이처럼 두 훈련은 들어올리는 무게와 횟수가 다른데, 가장 큰 이유는 훈련 목적이 다르기 때문입니다. 스트렝스 훈련은 말 그대로 힘이 세지기 위해 더 무거운 무게를 들어올리는 것이고, 근비대 훈련은 근육 그 자체가 목적이 됩니다.

그런 이유로 스트렝스 훈련은 근육의 자극과 고립보다는 근육의 기능적인 움직임, 기술 등이 중요한 반면에, 근비대 훈련은 근육을 어떻게 하면 더 효과적으로 괴롭힐 수 있을지에 집중합니다.

우리는 대개 근비대 훈련으로 근성장을 이루지만, 초급자 이상으로 넘어가면 근비대 훈련만으로 근육을 성장시키기에는 다소 속도가 더뎌질 수 있습니다. 그래서 스트렝스 훈련을 종종 섞어서 해주어야 더 무거운 무게로 더 많은 횟수를 들 수 있고, 궁극적으로 이것이 운동 볼륨을 늘려 효율적인 몸 만들기를 가능하게 해줍니다.

운동을 처음 시작하는 초급자는 굳이 스트렝스 훈련을 하지 않아도 어느 정도 충분한 근성장과 힘을 얻을 수 있습니다. 오히려 다듬어지지 않은 자세로 고중량을 들려고 하다가는 다칠 수도 있으니, 꼭 자세가 숙달된 초급자 이상부터 스트렝스 훈련을 섞어 주는 게 좋습니다.

그리고 스트렝스와 근비대 훈련의 비중은 어떻게 정해야 할까요?

내추럴 보디빌더이자 저명한 근육운동 전문가 에릭 헴스Eric Helms를 비롯해 많은 전문가들 역시 훈련 목적에 따라 스트렝스와 근비대 훈련의 비율을 적절하게 섞어야 한다며 아래와 같은 가이드를 제시합니다.

1. 근비대가 목적인 경우

RPE 5 이상의 충분히 무거운 무게와 세트로 6~12회, 즉 근비대가 잘되는 구간에서 훈련하는 것도 좋지만, 이보다 낮은 강도인 12~30회 고반복 훈련도 근육의 많은 비대를 유발할 수 있기 때문에 권장합니다.

또한 그들은 근비대 훈련 목적이라도 1~5회 반복의 고강도 운동을 적절하게 섞으라고 조언하는데, 점진적 과부하를 위해 힘이 세지는 것 자체도 매우 중요하기 때문입니다. 더 무거운 무게로 훈련할 수 있으니까 근비대에도 효과가 있다고 보는 것입니다.

■ 근비대와 스트렝스의 권장 비중

볼륨의 2/3~3/4을 6~12회(근비대 구간), RPE 5~10

볼륨의 1/3~1/4을 1~6회(스트렝스), 12~20회(근지구력), RPE 5~10

2. 스트렝스가 목적인 경우

스트렝스가 목적인 경우는 볼륨의 상당 부분을 무거운 무게로 수행해야 합니다. 다만, 이 말이 볼륨 전체를 가능한 한 무거운 무게로 수행해야 한다는 뜻은 아닙니다. 저명한 운동학자 쉔펠드 교수의 연구 중에는 3RM(최대 반복 가능한 횟수가 3회) 훈련을 한 그룹이 10RM 훈련을 한 그룹보다 운동 시간이 오래 걸리고 관절통 같은 증상도 많이 겪었다는 결과가 있습니다. 이 연구에서 그는 무거운 무게를 들어올리는 것은 신경계, 건, 인대에 많은 부담을 주기 때문에 운동 효율성, 신경계 및 관절 회복을 고려해 무거운 부하와 적당히 가벼운 부하를 혼합하는 게 낫다고 충고합니다.

■ 근비대와 스트렝스의 권장 비중

볼륨의 2/3~3/4을 1~6회(스트렝스), RPE 5~10

볼륨의 1/3~1/4을 6~15회(근비대, 근지구력), RPE 5~10

035

3대 운동 **스쿼트** _{Squat}

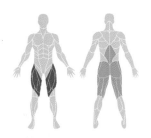

웨이트 트레이닝의 기본 요령을 이해했으면 이제 본격적인 근력운동을 시작하겠습니다. 가장 먼저 소개할 운동은 스쿼트, 벤치프레스, 데드리프트, 이른바 '3대 운동'입니다.

스쿼트는 몸을 기능적으로 움직이기 위한 아주 기본적이고도 원초적인 자세입니다. 우리가 걸음마를 시작하는 순간부터 가장 자연스럽게 되는 동작이 바로 스쿼트입니다.

하지만 현대인은 좌식 생활 등의 경직된 활동 패턴으로 인해 고관절과 발목의 기능성이 떨어져 스쿼트 자세 자체를 어려워하는 분들이 많습니다. 스쿼트는 다리 운동이지만, 다리 운동이라고 생각하기에 앞서 올바로 앉았다가 올바로 일어나는 것이 먼저라고 여겨야 합니다. 요즘은 웨이트 트레이닝을 너무 보디빌딩 관점으로 받아들여 '스쿼트 = 대퇴사두 운동'이라고 이해하는 분들이 적지 않은데, 스쿼트는 고관절의 움직임을 기본으로 하는 하체 운동입니다. 대퇴사두뿐 아니라 햄스트링, 엉덩이 근육의 참여도 함께 일어나는 매우 복합적이고 기능적인 동작인 것입니다.

■ 주동근과 협력근

지금부터 소개하는 모든 운동에는 '근육 자극 부위'를 픽토그램으로 나타냈습니다. 상단의 인체 이미지에서 빨간색이 주동근, 주황색이 협력근입니다. 주동근은 주도적으로 사용되어 가장 큰 힘을 내는 근육, 협력근은 주동근을 보조하는 근육으로 보통 둘 이상의 근육이 함께 작용합니다.

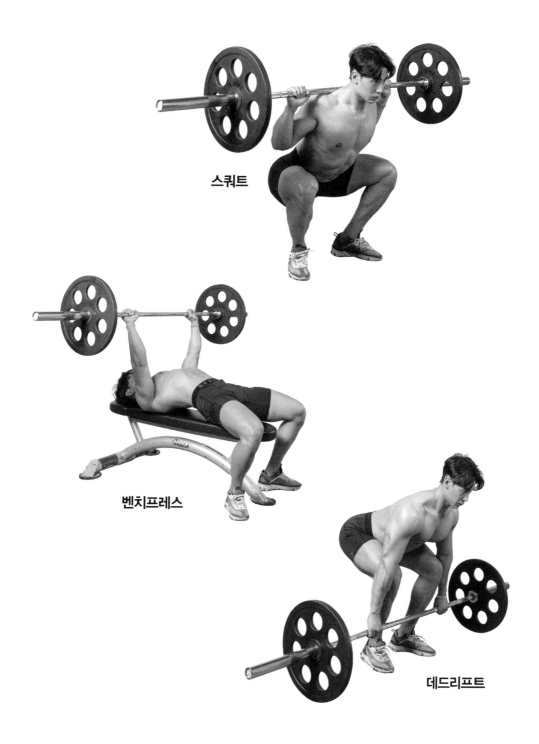

스쿼트

벤치프레스

데드리프트

스쿼트는 하체, 벤치프레스는 가슴, 그리고 데드리프트는 몸의 후면을 발달시키는 대표적인 운동에 속한다. 이들 3대 운동의 세 종목을 각각 한 번씩 들어올려서 합한 최대 무게를 '3대 중량'이라고 하는데, 흔히 '3대 300kg'이라는 식으로 표현한다.

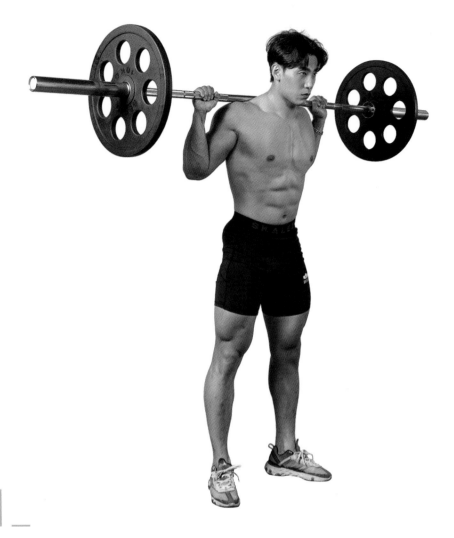

1_

양발은 골반 너비로, 발의 각도는 살짝 벌려서(15~30도) 앉기에 편하게 선다. 바벨은 상부 승모근 위에 걸치는데, 그립을 살짝 좁게 잡는다.

스쿼트는 발바닥 전체에 몸무게가 실려 있어야 하고, 복압이 들어간 상태로 진행하는 게 중요하다. 복압으로 '통나무처럼 단단하게 만든 몸통을 고관절 사이로 박아넣는다'라는 느낌을 잘 캐치한다.

LESSON POINT

스쿼트는 허벅지뿐만 아니라 둔근을 같이 써야 안정된 자세가 나오는데, 둔근을 잘 쓰려면 발끝을 살짝 벌려서 서야 한다. 발끝을 11자로 하면 상대적으로 고관절의 참여는 줄고, 대퇴사두의 개입이 늘어나기 때문이다. 발목과 대퇴사두가 유연하다면 11자로 대퇴사두 타겟팅의 스쿼트를 할 수도 있지만, 초급자는 무릎이나 허리 부상의 우려가 있으므로 발끝을 15~30도로 벌려주는 게 좋다.

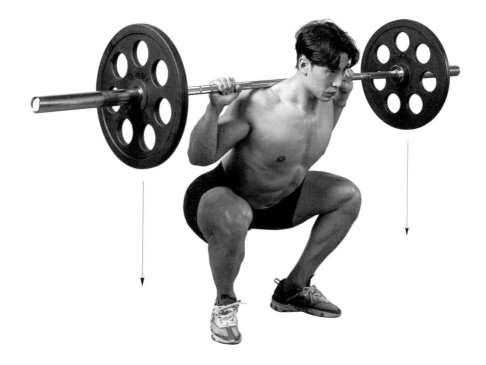

2_

호흡을 배에 채우고 고관절을 접어 무릎을 사선 방향으로 열면서 천천히 내려가는데, 척추는 곧게 유지한다. 이어 숨을 내뱉으며 발바닥으로 지면을 민다는 느낌으로 천천히 일어선다.(고관절에서 힙 힌지가 풀리는 느낌이 들면 벗 윙크로 이어지므로 힙 힌지 구간에서만 진행한다.)

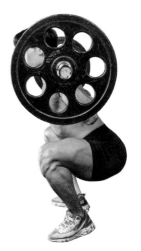

■ **힙 힌지** : 고관절의 움직임이 경첩처럼 접히는 것을 말하는데, 척추가 곧게 중립을 유지하는 대신에 고관절을 접어 자세를 낮추는 요령이 필요하다.

■ **벗 윙크(엉덩이 윙크)** : 코어가 약하거나 고관절의 뮤먼싱이 딸어져서 앉은 때 엉덩이(꼬리뼈 쪽)가 아래로 둥글게 말리는 현상

036

3대 운동 **벤치프레스**

Bench press

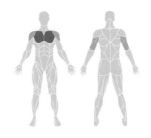

벤치프레스는 상체 운동 중에 가장 많은 중량을 다룰 수 있습니다. 주동근인 대흉근을 비롯해 삼두근, 삼각근이 협동 근육으로 참여하고 길항근(주동근과 반대되는 작용을 하는 근육)으로서 광배근과 승모근, 그리고 전거근의 긴장도 필요하기 때문에 가슴과 주변 근육 발달에 매우 중요한 운동입니다.

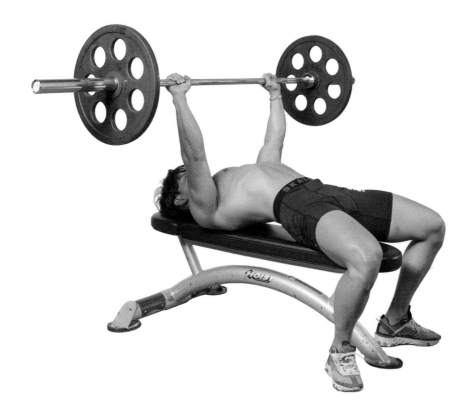

1_

어깨너비보다 살짝 넓게 바를 잡는데(푸시업 너비), 이때 손목이 뒤로 꺾이지 않도록 한다. 이어 흉곽을 든 상태로 견갑골을 후인 하강시켜 전거근과 광배근이 긴장한 상태를 만든다. 흉곽을 들면 자연스럽게 허리가 뜨는데, 허리 자체를 지나치게 꺾지는 않는다.

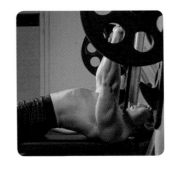

벤치프레스는 잘못된 자세 때문에 어깨 부상을 당하는 일이 굉장히 많은데, 그립을 너무 넓게 잡거나 가슴으로 내릴 때 유두보다 위쪽으로 내리는 경우에 흔히 발생한다. 벤치프레스는 푸시업을 형상화한 운동이므로, 푸시업 자세에서 크게 벗어나지 않는 팔 너비와 어깨 각도를 유지하는 게 중요하다.

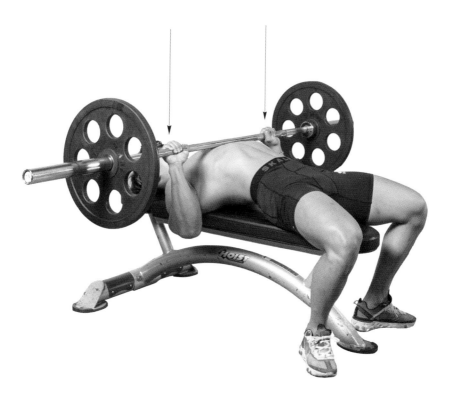

2_

바벨을 내릴 때는 광배근과 전거근의 긴장을 유지한 상태로, 유두와 명치의 사이쯤 본인이 편한 곳으로 내린다. 바벨을 다시 올릴 때도 배에 힘을 수는네, 배에 힘이 빠지면 허리가 과신전되어 허리 통증이 생길 수 있다.

037 3대 운동 **데드리프트** Deadlift

데드리프트는 'DEAD = 물체의 무게가 바닥에서 죽어 있는 상태, LIFT= 들어올리다'를 합친 말입니다. 즉, 바닥에 놓인 물체를 들어올리는 행위가 바로 데드리프트인 것입니다. 스쿼트와 마찬가지로 데드리프트는 우리 인간에게는 아주 자연스러운 자세라고 할 수 있습니다.

데드리프트는 우리가 할 수 있는 운동 중에 가장 많은 중량을 다루는 종목입니다. 중량을 많이 들어올린다는 것은 가장 많은 근육들이 동원된다는 뜻이기도 합니다. 그만큼 운동이 힘들고 피로도 더 쌓이지만, 많은 근육량을 얻을 수 있는 매우 효과적인 운동임에는 틀림없습니다.

그런데, 데드리프트에서 중량 욕심을 내다가 허리를 다치는 일이 심심찮게 일어납니다. 부상 원인은 다양하겠지만, 대개는 본인이 통제할 수 없는 무게, 또는 유연성 결여 때문에 많이 다칩니다. 내가 통제할 수 있는 무게는 들어올릴 수 있는 무게가 아니라, 나의 복압으로 안전하게 버틸 수 있는 무게라는 사실을 유념하기 바랍니다. 참고로, 거의 모든 운동에서 중량을 들 때는 비교적 빠르게, 내릴 때는 그보다 천천히 자세를 유지하며 내리는 것이 먼저 연습이 되어야 올바른 바 패스(바벨의 궤도)를 만들 수 있습니다.

스쿼트나 데드리프트 같은 자세로 고중량을 다루는 동작은 척추 중립도 중요합니다. 척추 중립이란 흉추와 요추 부분, 즉 등과 허리를 곧게 유지하는 상태를 뜻합니다. 특히 바벨을 드는 동작을 하기 전부터 허리가 굽어 있는 분들은 유연성이 많이 부족한 상태입니다. 햄스트링과 엉덩이 스트레칭을 자주 해주면서 데드리프트에 임하면 좀 더 원활한 동작이 가능할 것입니다. (척추 중립의 자세한 요령은 이 part의 끝에서 숄더 패킹과 함께 설명하겠습니다.)

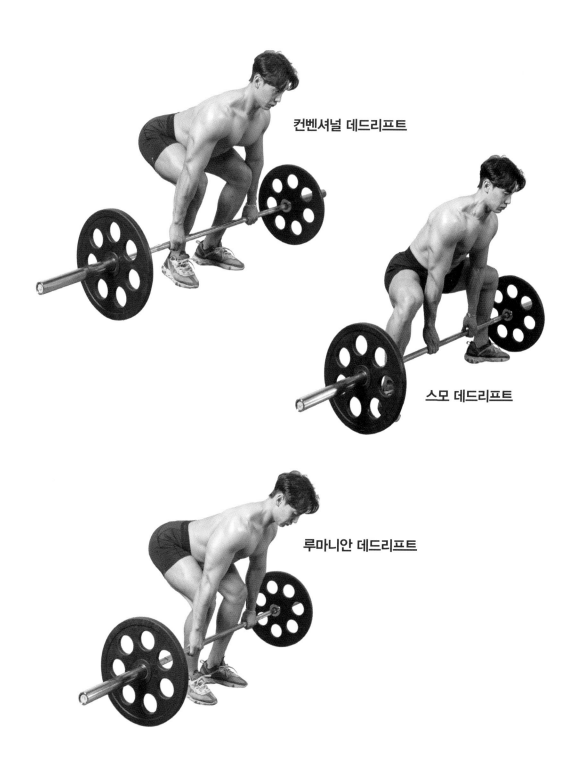

컨벤셔널 데드리프트

스모 데드리프트

루마니안 데드리프트

데드리프트는 크게 컨벤셔널 데드리프트(가장 일반적인 데드리프트)와 스모 데드리프트로 나눌 수 있다. 루마니안 데드리프트와 스티프 데드리프트는 변형된 형태라고 할 수 있는데, 이들 데드리프트 직각의 모저가 차이, 자극 부위를 이해하고 본인에게 필요한 운동을 선택한다.

038

컨벤셔널 **데드리프트**

Conventional deadlift

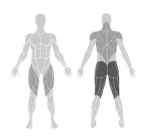

바닥에 놓인 바벨을 들어올리는 컨벤셔널 데드리프트는 후면 사슬 운동입니다. 즉, 우리 몸 뒤에 있는 근육(척추기립근, 엉덩이, 햄스트링 등)을 모두 사용해 바벨을 들어올리게 됩니다. 따라서 컨벤셔널 데드리프트의 이점은 강력한 후면 사슬 근육의 발달입니다.

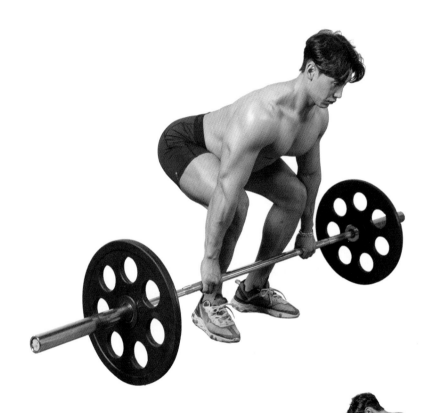

1_

발은 골반 너비, 그립은 어깨너비로 잡는다. 바벨은 견갑골의 아래쪽과 수직으로 미드풋 위에 오도록 한다.(미드풋, 즉 발 가운데에 바를 두는 것은 몸의 축에 가까울수록 무게를 효율적으로 들 수 있기 때문이다.) 척추 정렬과 복압 채우기 및 둔근과 햄스트링, 광배 등의 후면 근육을 긴장시킨 채 발로 지면을 빌면서 들어올린다.

데드리프트는 완전히 힘을 뺐다가 들어올릴 때 100% 힘을 쓰려고 하기 때문에 부상당하는 경우가 많다. 봉을 들어올리기 직전부터 햄스트링, 엉덩이, 광배근, 전완근 등 모든 근육에 힘이 들어가 있어야 하고, 바닥에서 뜨는 순간에도 척추 중립 등의 자세가 올바르게 유지되는지를 체크해야 한다.

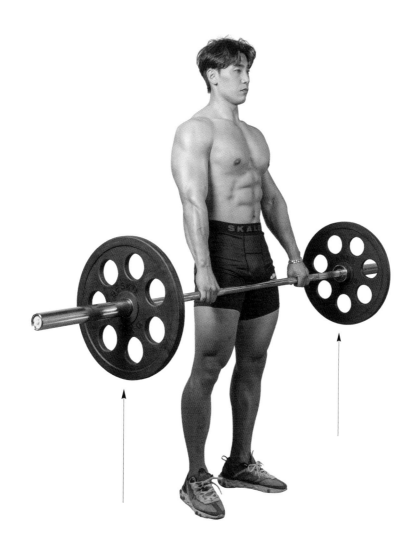

2_

바벨의 위치가 무릎까지 올라오는 동안은 처음 몸을 세팅했을 때의 상체 각도를 그대로 유지해야 한다. 마지막 락 아웃 샤세에시 엉덩이를 간하게 잠그고 배에 힘을 주어 허리에 부하가 가지 않는 상태로 마무리한 후에 다시 바를 바닥으로 내린다. 데드리프트나 스쿼트는 복압을 유지하는 것도 중요한데, 배에만 임을 주는 게 이니라 마치 '빵빵한 풍선'처럼 척추기립근과 옆구리까지 팽팽한 느낌을 갖도록 한다.

039

스모 데드리프트

Sumo deadlift

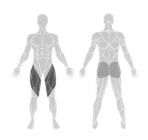

컨벤셔널 데드리프트보다 상체 각을 많이 세울 수 있는 동작이라서 허리에 대한 부담이 상대적으로 작은 한편으로 대퇴사두와 둔근에의 자극은 커집니다. 다시 말해, 스모 데드리프트는 후면 위주의 운동이 아닌 대퇴사두근 위주의 운동으로 여기고 진행하는 게 좋습니다.

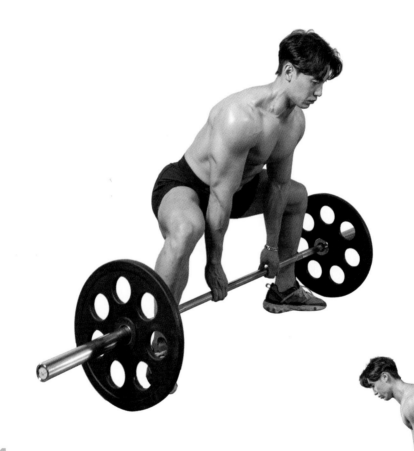

1_

양발은 상체 각을 세울 수 있게끔 충분히 넓게, 봉은 정강이에 밀착시킨다. 그립은 어깨너비, 또는 조금 더 좁게 잡아도 좋다. 봉을 어깨뼈 아래쪽(견갑골 하각)의 수직선 상에 위치시키는데, 숨을 깊이 들이마셔 복압을 높이고 광배근, 둔근, 대퇴사두근의 긴장을 모두 세팅한 상태로 들어올릴 준비를 한다.

팔다리가 길고 몸통이 짧은 체형일수록 컨벤셔널 데드리프트가 들기에 더 편한 자세가 나오고, 반대로 팔다리가 짧고 몸통이 긴 사람은 스모 쪽이 더 편하다. 다만 그보다는 운동하고자 하는 부위와 목적에 따라 종목을 선택하는 게 낫다. 스모 데드리프트는 엉덩이와 대퇴사두에 텐션이 잘 걸리는 발 너비를 찾는 게 중요한데, 대퇴사두의 힘을 많이 사용할 수 있어 하체 운동하는 날에 스쿼트와도 궁합이 좋다.

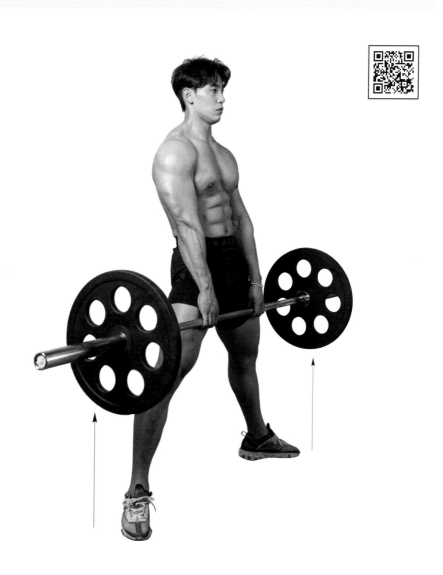

2_

발바닥으로 지면을 밀면서 '고목을 뽑아내듯이' 일어서는데, 엉덩이가 먼저 들리지 않도록 한다. 엉덩이를 지지대 삼아 무릎을 양 바깥쪽으로 강하게 민다는 느낌으로 리프팅해야 둔근과 하체 힘으로 안전하게 운동할 수 있다.(고관절 내측 부상 방지) 스모 데드리프트는 허리 힘으로 드는 게 아니라, 나리 근력 참여도를 높여 리프팅하는 게 목적이라는 점을 염두에 둔다.

040

루마니안 **데드리프트**

Rumanian deadlift

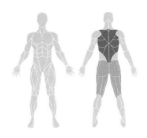

루마니안 데드리프트는 등 운동으로 활용하는 분들이 많습니다. 실제로 바벨을 내리는 지점이 무릎 정도까지는 등 근육이 주로 참여하는데, 무릎 아래에서는 대퇴이두의 참여 또한 많아지기 때문에 대퇴이두의 보완 운동으로도 좋습니다.

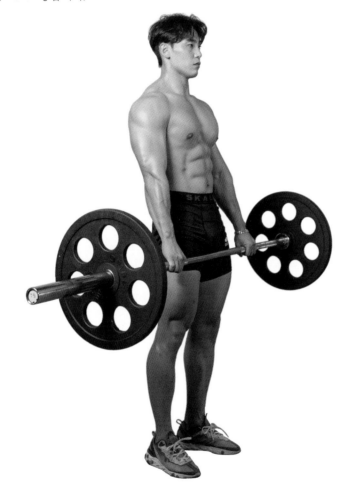

1_

발을 골반 너비로 벌리고 그립은 어깨너비로 잡는다.

컨벤셔널 데드리프트와의 가장 큰 차이점은 중량을 바닥에서 드는가, 위에서 바닥에 닿기 전까지 내렸다가 다시 들어올리느냐에 있다. 엄밀히 말하면 루마니안은 데드리프트(dead + lift)가 아니라고 볼 수도 있지만, 바벨을 바닥에 놓지 못하는 운동 환경에서는 컨벤셔널 데드리프트만큼 좋은 선택지가 될 수 있다.

루마니안 데드리프트는 허리 근력을 많이 필요로 하는 운동이다. 따라서 허리에 부담이 최대한 가지 않도록 바를 의도적으로 몸에 딱 붙여서 진행해야 안전하게 수행할 수 있다. 바가 몸에서 많이 떨어지면 허리에 부하가 집중되어 자칫 부상으로 이어질 수도 있다.

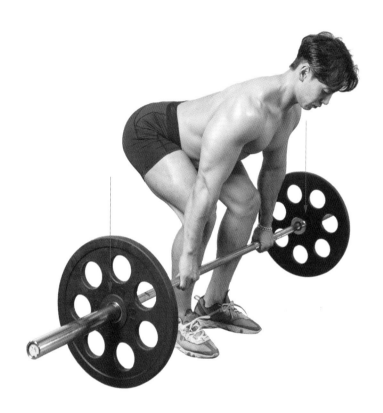

2_

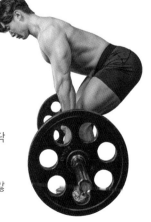

내려갈 때는 바가 몸에서 많이 떨어지지 않도록 고관절과 무릎을 함께 써서 바닥에 닿기 전까지 내린다.(유연성이 떨어지는 사람은 그전에 멈춰도 된다.)

다시 올라와서는 엉덩이를 강하게 잠그고 배에 힘을 주어 허리에 부담이 가지 않도록 무게를 코어로 받친다.(락아웃)

041

7대 운동만 잘해도
몸짱은 되고 남는다

우리 속담에 '걷지도 못하면서 뛰려고 한다.'라는 말이 있습니다. 모든 일에는 순서가 있고 기초가 중요하다는 의미입니다. 웨이트 트레이닝도 마찬가지여서 기초가 튼튼해야 그 위에 무거운 것들을 쌓아올려도 끄떡없이, 그야말로 무너지지 않는 공든 탑이 될 것입니다. 행여라도 지금 이 부분을 소홀히 한 채 운동하고 있다면 내가 가장 기본적인 것들을 놓치고 있지는 않은지 되돌아볼 수 있기를 바랍니다.

7대 운동은 3대 운동을 비롯해 웨이트 트레이닝에서 가장 중요한 7가지 운동을 뜻합니다. 스쿼트, 벤치프레스, 데드리프트의 3대 운동에 오버헤드 프레스, 턱걸이, 딥스, 바벨 로우, 이 네 가지를 더한 것입니다.

7대 운동은 몸의 가장 큰 근육들을 동원하고, 가장 기능적인 움직임을 바탕으로 하며, 근육과 관절의 많은 협응력을 이끌어냅니다. 그 결과로서 많은 근육량을 얻을 수 있는 운동이기도 합니다.

헬스장에서 간혹 벤치프레스를 안정된 자세로 수행하지 못해 부족한 운동량을 머신이나 다른 운동 기구로 채우려는 헬린이들을 봅니다. 운동을 포함해 어떤 분야든 전반적인 내용을 알기 위해서는 여러 가지를 다양하게 해보려는 시도가 물론 필요합니다. 하지만, 그 이전에 가장 기본적인 것들에 대해서는 깊이 있게 파고드는 마음가짐이 매우 중요합니다.

예컨대, 내 몸무게가 70kg이라면 적어도 70kg 정도로 벤치프레스를 수행해내겠다는 마음이 있어야 합니다. 벤치프레스가 잘되지 않는다고 그것을 대신할 머신을 찾을 게 아니라, 나는 왜 벤치프레스에서 수행 능력이 나오지 않는지, 왜 자세가 올바르지 않은지에 대해 원인을 찾고자 스스로에게 끊임없이 질문할 수 있어야 하는 것입니다.

 운동에 대한 이 같은 태도는 7대 운동을 어느 정도 마스터하고 나서 다른 보조 운동들을 진행할 때 그 진가를 발휘합니다. 큰 덩어리의 근육이 붙고 나면 작은 근육들 또한 디테일하게 발달시켜야 정말 멋진 몸이 될 수 있는데, 그에 필요한 보다 세밀한 운동을 할 때 뭔가를 끝까지 생각하고 질문하는 자세가 결국 답을 찾아주는 것입니다.

 아직 7대 운동을 숙달하지 못한 분들은 먼저 여기서부터 근력운동의 기본기를 다지기 바랍니다. 또한 웬만큼 잘하게 된 분들이라도 7대 운동이 주춧돌과도 같은, 가장 중요한 운동이라는 점을 늘 잊기 않기 바랍니다.

7대 근력운동

스쿼트, 벤치프레스, 데드리프트

오버헤드 프레스, 턱걸이, 딥스, 바벨 로우

042

7대 운동 **오버헤드 프레스**

Over head press(OHP)

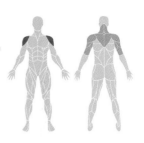

전신의 사슬을 모두 이용하는 오버헤드 프레스(밀리터리 프레스)가 잘된다면 몸이 기능적으로 잘 움직인다는 뜻이고, 다른 상체 운동도 잘할 가능성이 높습니다. 크로스핏에서 3대 운동을 벤치프레스 대신 OHP로 하는 분들도 많은데, 서서 하기 때문에 난이도가 높고 어깨 관절의 유연성도 많이 필요합니다.

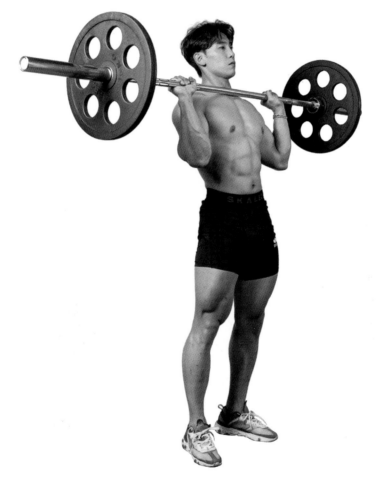

1_

발을 골반 너비로 벌리고 그립은 어깨너비보다 조금 넓게, 복부와 엉덩이를 긴장시킨 상태에서 가슴을 위로 쭉 펴서 바를 받친다. 이때 팔꿈치가 뒤로 빠지지 않도록 살짝 앞으로 미는 느낌을 주는데, 이로써 부상 위험이 줄어든다.

바를 들고 내릴 때 몸이 앞뒤로 흔들리지 않도록 발바닥 전체가 바닥으로 들어간다는 느낌으로 체중을 고르게 싣는다. 또한 무게 지탱을 허리가 아니라 아랫배와 엉덩이에 힘을 줘서 버텨야 한다. 허리가 앞으로 지나치게 꺾이거나 허리 통증이 느껴지는 것은 광배근의 제한된 가동범위 때문인데, 이런 경우에는 광배근 폼롤링과 스트레칭을 꾸준히 해준다.

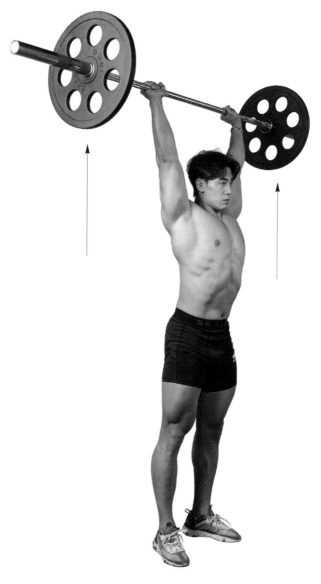

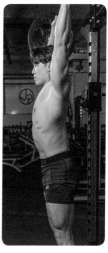

2_

위로 밀 때는 몸의 반동 없이 바가 몸에서 최대한 가깝게 수직으로 밀어야 한다. 바를 이마 위가 아니라 정수리 위에 오도록 확실하게 천장을 향해 들어올린다.

043

7대 운동 **턱걸이**

Pull-up

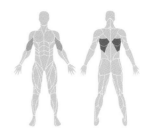

'턱걸이 잘하는 사람 중에 몸 안 좋은 사람 없다.'라는 말이 있을 만큼 굉장히 중요한 상체 운동입니다. 턱걸이를 못하거나 싫어해 랫 풀다운에 앉아 있는 초보자들이 꽤 있는데, 턱걸이로 기본적인 힘과 체력을 기른 후에 랫 풀다운을 활용하면 그 효과를 더욱 누릴 수 있습니다.

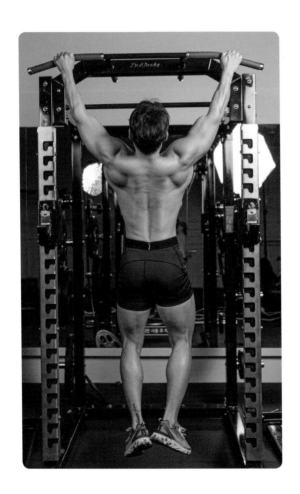

1_

팔꿈치와 어깨에 힘을 완전히 빼지 않고, 광배에 적당히 힘이 걸려 있는 상태로 준비한다. 그러자면 팔꿈치를 안으로 살짝 쪼여(외회전) 광배근의 긴장을 유지해야 하고, 날개뼈는 상방 회전이 되어 있어야 한다. 턱걸이는 손을 잡는 방법에 따라 전완근, 이두근의 참여가 달라지는데, 패러럴 그립 〉 언더 그립 〉 오버 그립 순으로 수월한 편이다.

'하체는 스쿼트, 상체는 턱걸이'라고 할 만큼 턱걸이는 상체 근육 전반에 영향을 미치는데, 올라갈 때 등이 뒤로 너무 젖히지(과신전) 않는 게 좋다. 턱걸이는 광배를 주 타깃으로 하는 등 운동이므로 광배근의 수축과 이완이 잘되는 것에 유의하며 진행한다.

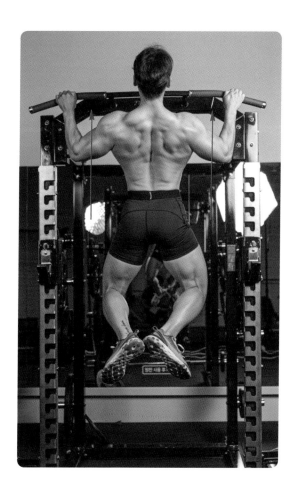

2_

올리갈 때는 날개뼈가 하방 회전을 하면서 등 전체가 수축되도록 하는데, 상체가 흔들리거나 몸의 반동을 이용하지 않아야 한다. 턱걸이를 하나도 못할 정도로 그 자체가 어렵다면 몸 하중을 줄여주는 풀업 밴드를 철봉에 묶어 사용해도 좋다. 또는, 발판을 딛고 뛰어올라서 최대한 버틴 후에 내려오는 식으로 힘을 기르는 방법도 효과가 크다.

044 7대 운동 **딥스**

Dips

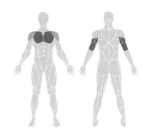

벤치프레스와 딥스, 오버헤드 프레스는 다른 각도로 가슴, 어깨, 팔을 모두 사용하는 다관절 운동입니다. 즉, 근육의 사용 각도만 다를 뿐 운동역학적으로 아주 긴밀하게 연결되어 있습니다. 따라서 딥스를 꾸준히 하면 벤치프레스 수행 능력도 훨씬 좋아질 것입니다.

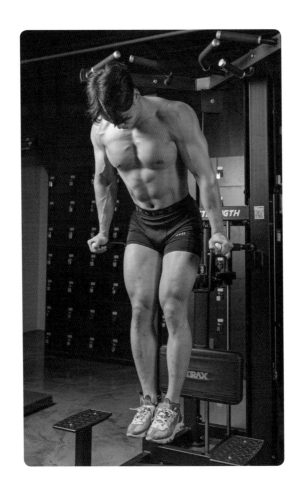

1_

상체를 앞으로 적당히 기울이고 고관절을 살짝 접어 무게 중심을 잡는다. 동시에 배의 긴장을 유지하며 시선은 조금 아래쪽을 향한다.

딥스는 어깨를 다치기 쉬운 운동 중 하나다. 따라서 가슴 자극을 위해 내려가는 깊이에 너무 욕심을 내지
않아야 한다. 가슴에 어느 정도 텐션이 느껴지는 정도로만 신장성 수축을 해주는 게 바람직하다.

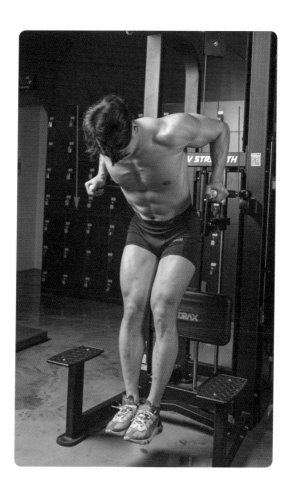

2_

어깨에 부담이 가지 않을 정도로 깊숙이 내려간 후에, 복부를 긴장시키고 상
체 각을 유지한 상태로 몸을 그대로 밀어올린다.

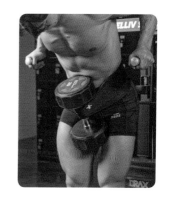

■ **중량 딥스** – 벨트에 중량을 매달아 운동 효과를 높일 수도 있다. 벤치
프레스의 중량을 늘리고 싶어 하는 분들이 많은데, 필자의 경우 단연 도움이
됐던 운동이 바로 중량 딥스였다.(사진의 덤벨 중량은 20kg)

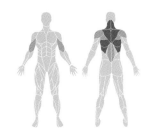

045 7대 운동 **바벨 로우**

Barbell row

바벨 로우는 등 운동 중에 가장 많은 무게를 다룹니다. 광배근, 승모근을 포함한 기립근, 어깨 후면 근육까지 전부 운동할 수 있는 아주 효과적인 훈련입니다. 가슴 운동에 벤치프레스, 하체 운동에 스쿼트가 있다면 등 운동에는 턱걸이와 함께 바벨 로우가 대표적이라고 하겠습니다.

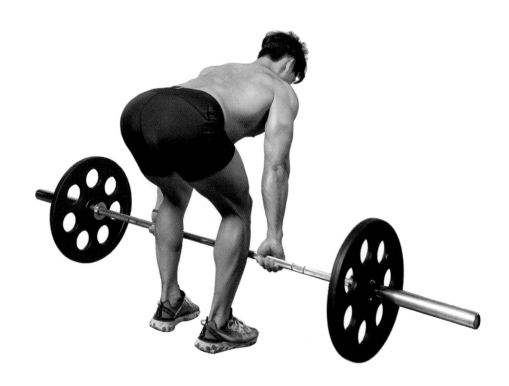

1_

상체는 숙이되 허리(척추)는 곧게 세운 상태, 즉 벤트오버 자세에서 발바닥에 싣는 체중이 앞뒤로 쏠리지 않게 중간으로 잡는다. 데드리프트 때처럼 바가 몸에서 떨어지지 않아야 허리 부담을 줄일 수 있다.

＊ 벤트오버bent-over는 상체를 '구부린다'는 뜻이고, 로우row는 말 그대로 '노를 젓는 동작'을 가리킨다.

벤트오버 바벨 로우에서 상체를 너무 세우면 승모근의 운동 비중이 커지므로, 자신의 유연성이 허락하는 선에서 상체 각을 낮춰 진행해야 등을 전체적으로 활용할 수 있다. 또한 루마니안 데드리프트처럼 바벨을 바닥에 내려놓지 않으므로 복압을 어느 정도 지속적으로 유지해 허리 부담을 줄이도록 한다.

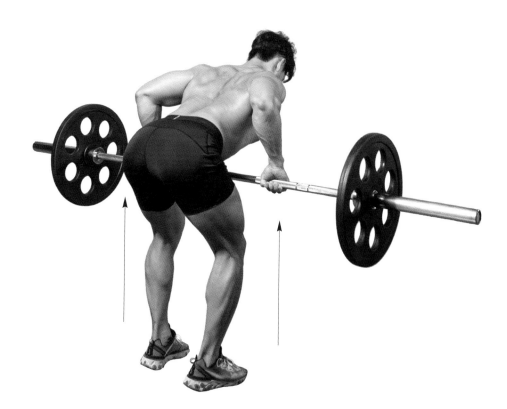

2_

등 근육 전체를 수축시킨다는 느낌으로 들어올렸다가 원래 위치로 내리는 동작을 반복한다.

바벨 로우는 광배근, 또는 승모근을 집중적으로 운동할 수 있는 변형 자세들이 있기는 한데, 최대한의 근육량은 얻기 위해서는 등 근육 전체를 사용하는 바벨 로우를 하는 게 바람직하다.

척추 중립과 숄더 패킹

웨이트 트레이닝에서 자세는 아무리 강조해도 지나침이 없을 만큼 중요합니다. 각각의 동작마다 운동 효율을 높이는 최적의 자세가 있기도 하지만, 무엇보다 잘못된 자세는 부상의 우려가 크기 때문입니다. 그중 트레이너들이 웨이트 전반에서 부상 방지를 위해 유달리 강조하는 자세가 두 가지 있는데, 바로 척추 중립과 숄더 패킹입니다.

척추 중립이란 스쿼트나 데드리프트, 바벨 로우 등의 동작에서 허리나 목 통증을 느끼지 않게끔 우리 몸의 S자 형태의 척주(33개의 척추를 모두 일컫는 말)를 바르게 유지하는 것을 의미합니다.

척주는 직선으로 되어 있는 게 아닙니다. 목뼈(경추)는 C자 커브로 흉추와 이어지고, 등뼈(흉추)는 약간 굽은 등 모양, 마지막 허리뼈(요추)는 목뼈와 비슷한 모양으로 다시 커브를 이루고 있습니다. 이처럼 자연스러운 커브를 이룬 상태가 척추 중립 자세인데, 사실 운동하는 본인들은 이를 의식하기가 쉽지 않습니다. 그래서 저는 척추 중립을 이렇게 풀어서 설명해 드립니다.

여러분이 차려 자세에서 엉덩이와 배에 어느 정도 긴장이 들어간 상태로 가슴을 펴고, 시선은 저 멀리 앞을 바라본다는 느낌으로 내 키가 최대한 커진다고 상상해 보기 바랍니다. 이것이 운동에 가장 적합한 척추 중립 자세입니다. 실제 운동에서는 이 차려 차세 때처럼 허리를 똑바로 펴서 머리 아래부터 꼬리뼈까지 최대한 길어진다는 느낌을 가지면 좀 더 수월할 것입니다.

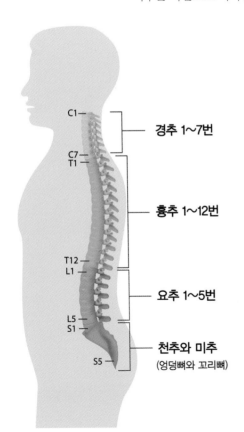

C1
C7
T1
T12
L1
L5
S1
S5

경추 1~7번

흉추 1~12번

요추 1~5번

천추와 미추
(엉덩뼈와 꼬리뼈)

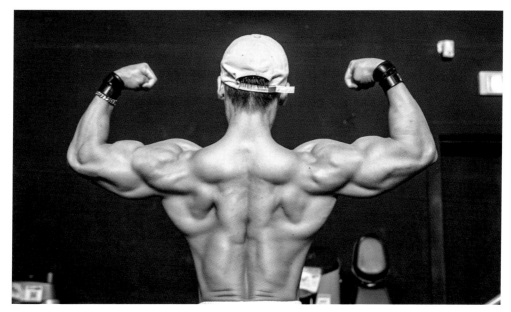

숄더 패킹은 안정화된 어깨 동작을 위해 견갑골을 후인, 하강해 등에 가까이 모으는 자세로,
단순히 날개뼈를 모으는 게 아니라 날개뼈의 후인, 하강이 함께 일어나는 동작으로 이해한다.

다음으로는 숄더 패킹인데, 이 역시 초보자는 감을 잡기가 여의치 않습니다. 숄더 패킹은 어깨가 가장 안정화된 자세를 취할 때의 동작에 그러한 이름을 붙인 것입니다. 운동을 수행할 때 어깨를 안정화하려면 견갑골의 위치가 굉장히 중요한데, 이 견갑골을 올바른 곳에 위치시키는 것이 바로 숄더 패킹입니다. 흔히들 말하는 '어깨뼈의 후인, 하강'이 견갑골을 올바른 곳에 위치시키기 위한 동작이라고 할 수 있습니다.

실제로 어깨를 후인(뒤로 당김)하면 날개뼈가 뒤로 모아지고, 다시 하강하면 모인 날개뼈가 살짝 벌어지면서 등에 가까이 붙는 듯한 느낌이 들 것입니다. 이처럼 날개뼈가 등에 가까워지면 전거근도 활성화되는데, 전거근은 날개뼈와 갈비뼈를 잇는 어깨의 뿌리와 같은 근육입니다. 요컨대, 숄더 패킹은 단순히 날개뼈를 모으는 게 아니라 날개뼈의 후인과 하강이 함께 일어나는 동작이라고 이해하면 됩니다. 초급자에게 척추 중립과 숄더 패킹은 의식하지 않으면 자세가 흐트러지기 십상입니다. 내 자세가 올바른지 수시로 체크하고, 필요하다면 운동 영상을 찍어서도 확인해보기 바랍니다.

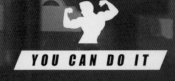

part 4

프리 웨이트와 머신 운동의 기본

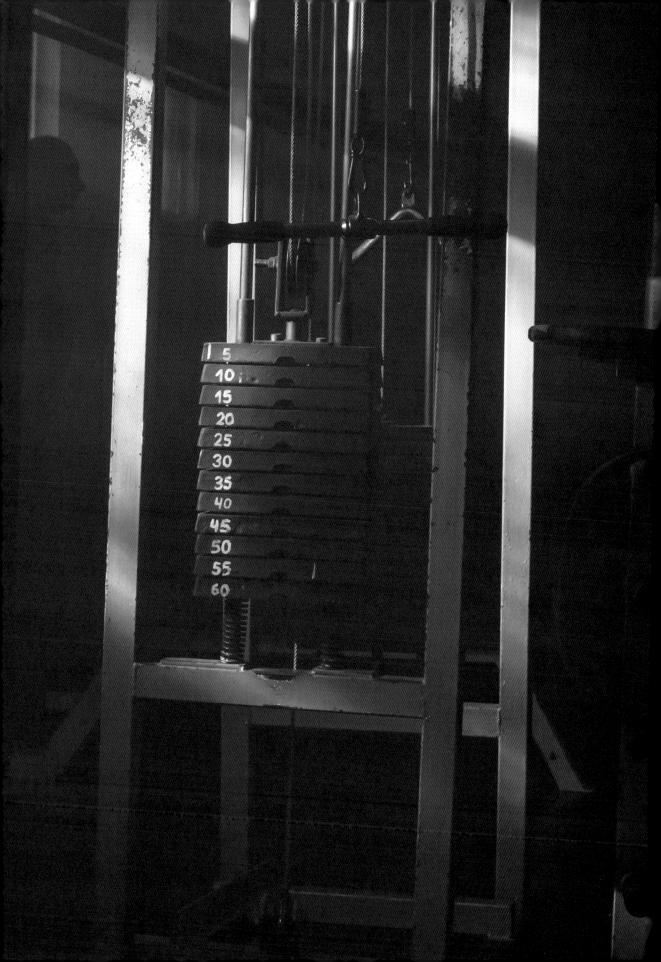

047_ 근력운동의 핵심, 프리 웨이트

3대 운동을 포함한 7대 운동이 어느 정도 숙달되었으면 이제 액세서리 운동을 해도 그 효과를 충분히 볼 수 있는 몸 상태가 되었다는 것을 의미합니다. 액세서리 운동이란 쉽게 말해 주 운동의 보조 운동을 뜻하는데, 프리 웨이트와 머신 웨이트의 주요 운동들로 구성됩니다.

사람의 몸은 모두 다르게 태어났습니다. 당연히 똑같은 볼륨으로 운동해도 사람마다 잘 발달하는 부위와 덜 발달하는 부위가 있게 마련입니다. 게다가 운동을 하다 보면 7대 운동만으로는 얻기 어려운 근육의 디테일한 부분이 있다는 것을 알게 되는데, 이런 섬세한 부분을 보완할 수 있는 운동이 바로 액세서리 훈련입니다.

액세서리로 가능한 운동은 매우 다양한데, 먼저 프리 웨이트로 할 수 있는 운동들을 소개한 후에 액세서리 머신 훈련은 따로 다루겠습니다. 그 이유는 7대 운동 말고도 중요한 프리 웨이트 훈련들이 남아 있기도 하고, 프리 웨이트를 잘해야 머신 운동 또한 잘할 수 있기 때문입니다. 그만큼 프리 웨이트는 근력운동의 핵심이라고 할 수 있습니다.

많은 내추럴 선수들이 프리 웨이트를 기반으로 한 중량 운동을 하지만, 모든 선수가 그런 것은 아닙니다. 머신을 주로 사용하는 선수들도 분명 있습니다. 따라서 어떤 운동이 당신에게 더 좋을 것이라고 단정적으로 말하기는 어렵습니다. 다만 분명한 것은, 머신을 주로 사용하는 내추럴 선수들 역시 한때는 프리 웨이트를 기반으로 근육과 기본 체력을 길렀다는 사실입니다. 이것만큼은 누구도 부정할 수 없습니다.

프리 웨이트는 몸을 만드는 데 정말 중요한 수단입니다. 따라서 굳이 우선순위를 따지자면, 머신 트레이닝보다는 프리 웨이트 기반의 운동을 우선적으로 숙달하시기 바랍니다. 그렇게 프리 웨이트가 웬만큼 잘되고 몸의 성과도 확인한 후에 머신 트레이닝을 추가한다면 더욱 디테일한 자극과 근육 성장을 체감하게 될 것입니다.

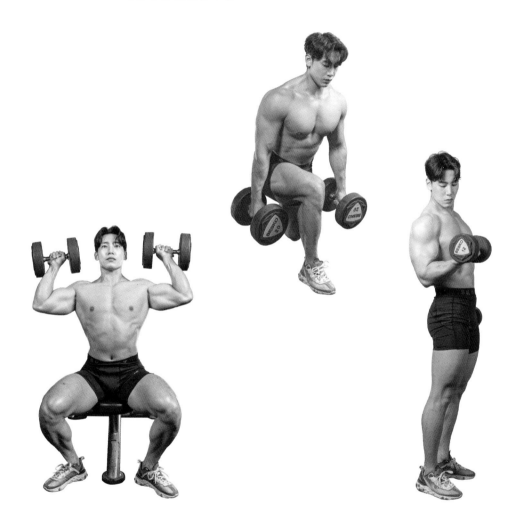

프리 웨이트가 근력운동의 기본기와 기초 체력, 몸의 균형감을 기르는 데 효과적이고 다관절 운동의 측면이 강하다면, 머신 웨이트는 특정 근육군을 사극하기 위한 단순관절 운동에 적합하다고 할 수 있다. 또한 프리 웨이트에서 잘못된 자세는 부상 우려가 크지만, 머신 웨이트는 상대적으로 덜 위험하다는 장점이 있다.

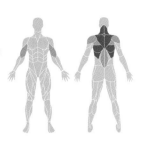

048 허리 부담이 덜한 등 운동, 햄스 로우 Helms row

바벨 로우는 로우 계열 운동에서 가장 많은 무게를 다룰 수 있지만, 상체를 숙이고 진행하다 보니 허리 피로도에 쉽게 노출된다는 문제가 있습니다. 스쿼트나 데드리프트처럼 허리를 쓰는 운동과 병행하면 더욱 그렇고요. 이를 보완할 수 있는 로우 계열 프리 웨이트 운동이 바로 햄스 로우입니다.

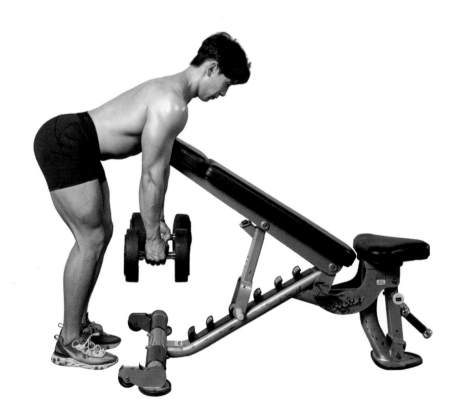

1_

안정된 벤트오버 자세가 나오게끔 벤치 경사를 조정한 후에 가슴을 기대어 엎드린다. 이때 가슴을 중심으로 체중이 실리는 게 아니라, 발바닥과 가슴에 체중이 균등하게 분산되어야 한다.

햄스 로우를 할 때 가슴이 벤치에서 들려 허리가 과신전되는 경우가 흔한데, 가슴이 뜨지 않아야 한다. 즉, 허리가 너무 젖히지 않도록 코어를 단단하게 유지한 채 진행해야 허리 근육에 부담이 없다. 참고로, 벤치 위에 완전히 엎드려서 덤벨을 당기는 실 로우도 햄스 로우와 운동 효과는 비슷하다.

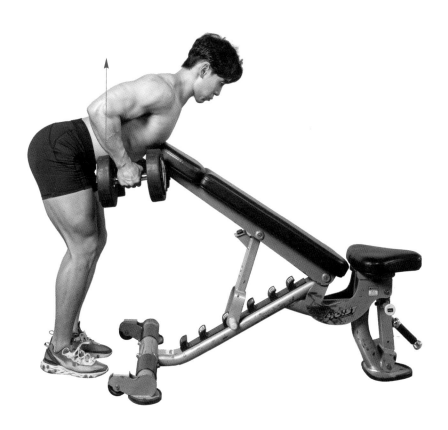

2_

등을 쥐어짠다는 느낌으로 팔꿈치를 뒤로 당긴다. 팔을 아랫배 쪽으로 끌듯이 당기는 게 아니라, 팔꿈치를 위로 잡아당긴다는 느낌으로 진행한다.

049

윗가슴을 채워주는,
인클라인 벤치프레스

Incline bench press

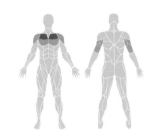

가슴 운동으로 벤치프레스를 하다 보면 가슴이 커지기는 하는데, 어딘가 모르게 비어 보이는 느낌이 듭니다. 벤치프레스는 가슴 중간과 아래쪽 운동은 많이 되지만, 그에 비해 윗가슴 자극은 덜합니다. 그 결과 가슴이 쳐져 보이거나 아랫가슴이 두드러진 분에게 인클라인 벤치프레스를 추천합니다.

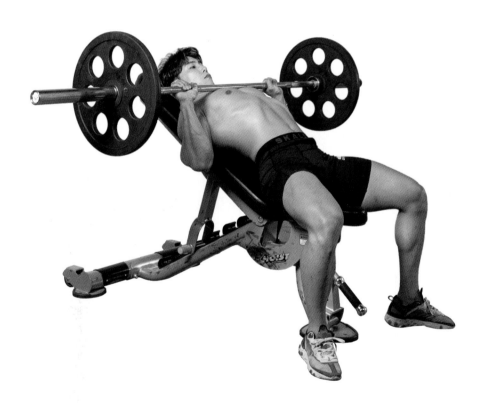

1_

팔 너비는 벤치프레스를 할 때와 같게 하고, 견갑은 후인 하강하여 광배근과 전거근 전반에 긴장감을 유지한다. 또한 허리 부분을 살짝 아치 형으로 해 흉곽이 들리도록 한다. 벤치의 경사가 너무 높으면 상부 가슴 타깃이 아니라 어깨 쪽 자극이 상대적으로 커지는 것에 유의한다.

인클라인 벤치프레스는 어깨 부상에 쉽게 노출되는 운동이라서 바른 자세가 더욱 중요하다. 먼저 팔 너비가 지나치게 멀지 않아야 하며, 목이나 쇄골 부위, 즉 너무 위쪽으로 내리려고 하면 어깨가 불안정한 상태가 되므로 주의한다. 바를 내릴 때는 견갑골을 후인 하강한 상태로 가슴 살짝 위쪽을 의식하는 게 부상 방지와 함께 가슴 모양을 예쁘게 만드는 데 효율적이다.

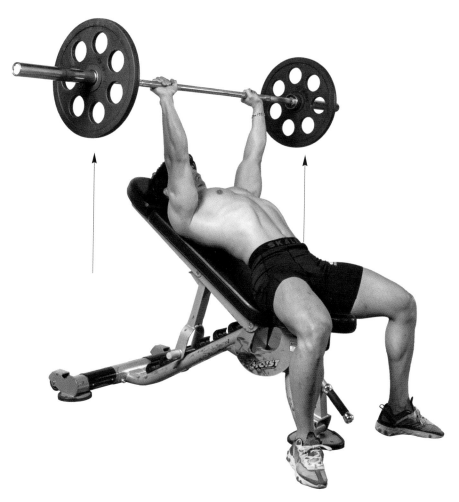

2_

내려올 때는 바가 쇄골 쪽이 아니라 가슴 살짝 윗부분에 오도록 한다. 인클라인 벤치프레스는 그냥 벤치프레스보다 높은 중량을 들기가 힘든데, 부상 우려도 크므로 초보자는 저중량으로 자세부터 바로 익히는 게 좋다.

050

어깨 볼륨감을 위한,
덤벨 숄더 프레스

Dumbbell shoulder press

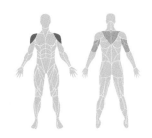

덤벨 운동은 바벨과 더불어 프리 웨이트의 한 축을 담당하는 매우 중요한 운동입니다. 각각 한 손으로 드는 덤벨은 바벨에 비해 움직임의 자유도가 크기 때문에, 오버헤드 프레스로는 느끼지 못한 어깨 자극을 덤벨 숄더 프레스에서 보다 잘 느낄 수 있습니다.

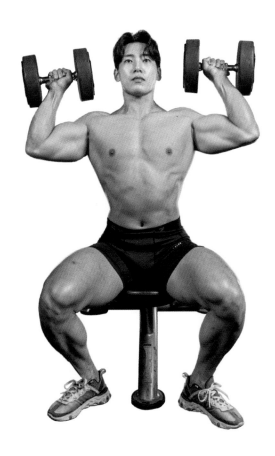

1_

팔꿈치가 뒤로 빠지지 않고 수직으로 내려올 수 있도록, 귀 옆으로 내리기보다는 살짝 얼굴 앞쪽으로 내린다는 느낌을 갖는다. 이는 어깨 유연성이 떨어지는 경우에 부상을 예방하는 효과가 있다. 벤치프레스, 오버헤드 프레스 등에서 알 수 있듯이 프레스press는 기본적으로 '밀어올리는' 동작을 뜻한다.

덤벨 숄더 프레스를 할 때 어디까지 내려야 하는지에 대해 궁금해하는 분들이 많은데, 삼각근의 텐션이 잘 느껴지는 곳까지만 내려서 삼각근의 긴장을 최대한 유지하는 게 좋다. 사람마다 관절의 길이와 유연성이 다르기 때문인데, 보통 손의 위치가 턱 높이와 귀 사이일 때 가장 긴장감을 느낄 수 있다.

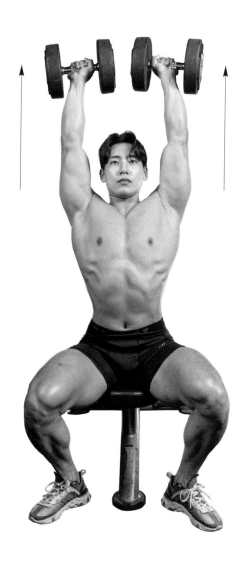

2_

양팔을 펴려고 하기보나는 어깨 근육을 수축시키다는 느낌으로 덤벨을 머리 위로 밀어낸다. 바벨은 무게를 많이 다룰 수 있는 반면에 근육의 좌우 균형감을 잡기 어려운데, 덤벨은 한 손씩 사방의 균형를 긴드클헤아 하는 관계로 난이도가 비교적 높으므로 바른 자세와 적절한 중량에 유의한다.

051

가슴 모양을 잡아주는, 덤벨 벤치프레스

Dumbbell bench press

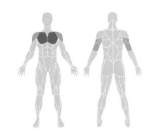

덤벨 벤치프레스 또한 바벨 벤치프레스보다 궤적에 대한 자유도가 높기 때문에 흉근의 강한 수축감을 느낄 수 있습니다. 동작이 역동적이므로 가동범위 또한 넓어져 내가 원하는 방향으로 자극을 잘 느끼는 데도 유리합니다. 양손이 따로 움직이니까 바벨보다 안정성이 떨어지는 반면에, 근육의 좌우 균형을 맞추는 데는 좋습니다.

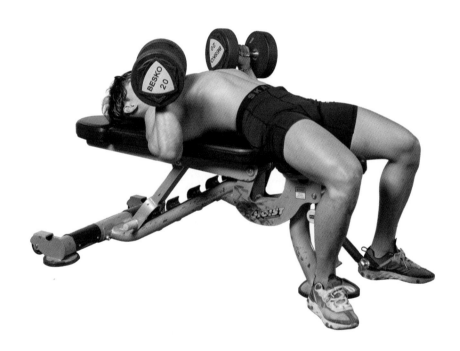

1_

벤치프레스와 마찬가지로 견갑골을 후인 하강시키고, 가슴을 내밀어 허리를 살짝 들어준다. 덤벨을 가슴 중하단 위에 두는데, 덤벨이 가슴 위쪽에 놓이면 가슴 근육 외에 어깨의 개입이 늘어난다.

강한 스트레치를 느끼고 싶은 마음에 덤벨을 들 때 양 팔꿈치가 지나치게 벌어지는 경우가 있는데, 그러다가 어깨 부상을 당하곤 한다. 위에서 봤을 때 두 덤벨이 ㅅ자 모양이 되게끔 상완을 살짝 외회전시키면 보다 안정된 자세가 되어 부상 위험을 낮출 수 있다. 참고로, 집에서 운동할 때 벤치가 없다면 바닥에 누워 양 무릎을 세우고 같은 방식으로 덤벨 프레스를 진행한다.

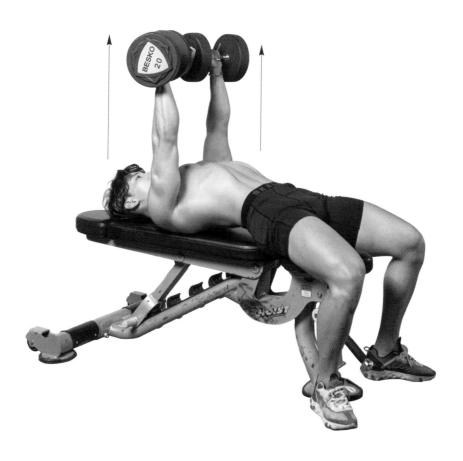

2_

가슴을 모아준다는 느낌으로 가슴이 강하게 수축되는 지점까지 덤벨을 올린다. 이 이시 내릴 때두 가슴 근육의 긴장이 유지되는 데까지만 천천히 내려 팔꿈치가 너무 아래로 내려가지 않도록 한다.

052

기능적인 하체 운동,
워킹 런지 Walking lunge

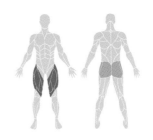

런지를 조금 더 기능적인 움직임인 워킹 런지로 진행하면 허벅지뿐만 아니라 햄스트링, 둔근까지 함께 발달시킬 수 있습니다. 실제로, 머슬마니아 LA 세계대회 때 외국 비키니 여자선수들이 엉덩이 운동을 어떻게 하느냐고 물었을 때 저는 1초의 망설임도 없이 워킹 런지를 소개하기도 했습니다.

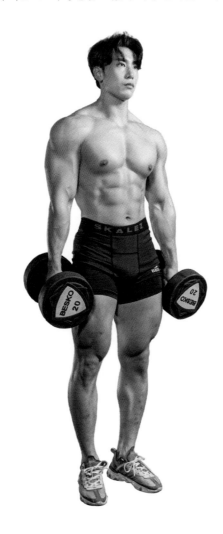

1_

발을 내딛을 때는 가동범위 내에서 가급적 보폭을 크게 해 뒤꿈치부터 발바닥 전체로, 체중을 앞발 쪽으로 옮기면 서 상체를 내린다. 이때 앞다리의 무릎이 몸 안쪽으로 쏠리지 않게끔 살짝 바깥으로 민다는 느낌으로 해야 둔근을 더 활성화해 운동할 수 있다.

워킹 런지는 대퇴사두 운동이지만 엉덩이 또한 발달시킬 수 있기 때문에 고관절의 움직임에도 신경 써야 하는데, 무릎으로 앉는 게 아니라 고관절로 앉는다는 느낌으로 상체를 살짝 숙여 진행하면 엉덩이에 더욱 많은 자극을 줄 수 있다.

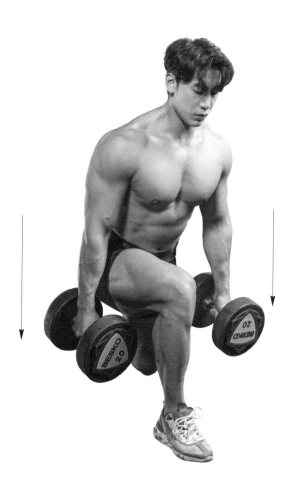

2_

올라올 때는 앞발 전체로 지면을 박차듯이 밟고 올라오고, 곧바로 이어서 반대쪽 나리를 앞으로 내딛는다. 워킹 런지는 덤벨 대신에 바벨을 어깨에 올리고도 하는데, 스쿼트 유연성이 떨어지는 분이라면 스쿼트를 깊게 앉았을 때의 자극을 그대로 얻을 수 있다.

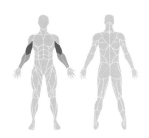

053 이두 운동의 가장 기본,
바벨 컬 Barbell curl

상완이두근, 즉 알통 발달의 대표적인 운동이자 이두 운동 중 가장 많은 중량을 다루는 게 바벨 컬입니다. 이두 운동은 작은 근육군의 단순관절 운동에 속하기 때문에 비교적 큰 힘을 내기 어렵습니다. 즉, 중량이 조금만 높아져도 힘이 센 다른 근육군을 동원하게 됩니다. 같은 맥락에서 몸의 반동을 이용하지 않는 정확한 자세가 중요합니다.

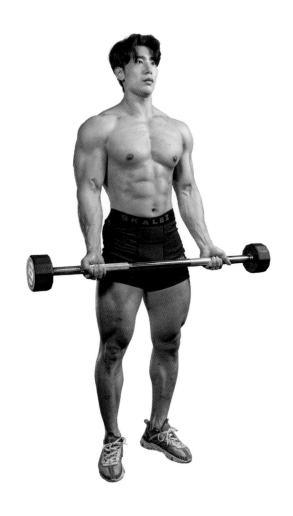

1_

양손은 어깨너비로 손바닥을 위로 해서 잡고(언더 그립), 어깨를 펴서 반듯하게 선다. 동작 중에 팔꿈치는 갈비뼈 옆을 가급적 벗어나지 않도록 한다. '로우row'가 노를 젓는 듯한 동작이라면 '컬curl'은 '둥글게 감는' 동작을 뜻한다.

바벨 컬을 할 때 팔꿈치가 많이 움직이는 분들이 있는데, 팔꿈치의 움직임은 삼각근이나 가슴 근육의 참여도를 높이기 때문에 최소한으로 해야 한다. 또한 바벨을 들고 내릴 때 이두근의 긴장이 빠지지 않는 상태를 잘 유지하는 게 중요하다.

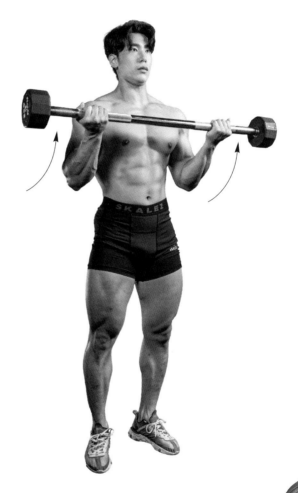

2_

수축 시에 팔꿈치가 따라 올라가면 이두에 힘이 빠지므로 유의하고, 상체나 허리의 반동을 이용하지 않는다. 내릴 때도 이두에 긴장감이 유지되는 곳까지만 천천히 내려간다. 이두근은 장두와 단두의 두 갈래로 이루어져 있는데, 팔 안쪽에서 봉긋하게 올라오는 근육이 단두다.

이두근 장두

이두근 단두

054

**덤벨로 하는 삼두 운동,
스컬 크러셔** Skull crusher

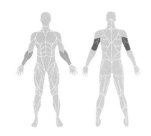

삼두 운동으로는 바벨을 머리 뒤로 내렸다가 올리는 '라잉 트라이셉스 익스텐션'을 많이 하는데, 팔꿈치에 불편함을 느끼는 경우가 적지 않습니다. 그에 비해 스컬 크러셔는 비슷한 동작으로 팔꿈치의 부담을 낮출 수 있고, 삼두근의 깊은 곳까지 근육을 사용해 팔 굵기를 키우는 효과가 뛰어납니다.

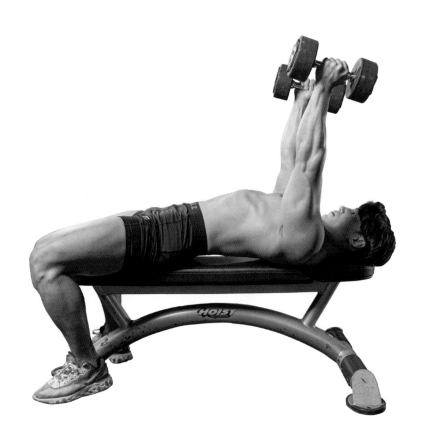

1_

벤치에 앉아 덤벨을 양 무릎 위에 세워 올린 상태에서 뒤로 누우며 자세를 잡는다. 가슴을 내밀어 허리가 살짝 들리게 하고, 목 부위 위에서 덤벨을 손바닥이 마주 보게 11자로 든다. 부상 방지를 위해 초보자는 자세가 안정될 때까지다소 가벼운 중량으로 시작한다.

삼두 운동 시에 팔꿈치 통증이 있는 분들은 팔을 너무 11자로 모으려고 하지 않는 게 좋다. '팔로 스쿼트를 하듯이' 양팔을 자연스럽게 살짝 벌려서 하면 근육이 좀 더 편안하게 스트레칭되는 것을 느낄 수 있다.

스컬 크러셔와 라잉 트라이셉스 익스텐션의 차이는 라잉 쪽이 바벨을 정수리까지 깊이 내려서 더 많은 무게를 다룰 수 있고, 삼두근 외에 가슴과 등 근육의 참여도 함께 일어난다는 데에 있다.

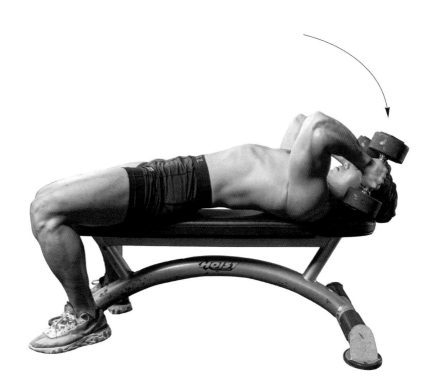

2_

덤벨이 얼굴 옆을 지니기는 ㄴ낌으로 처처히 내렸다가 올리는 동작을 반복한다. 삼두근의 긴장을 잘 유지하려면 움직임이 되도록 팔꿈치 아래에서만 이루어져야 한다.

055

측면 어깨 발달을 위한,
사이드 래터럴 레이즈

Side lateral raise

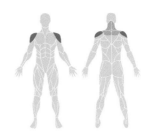

양옆으로 어깨를 도드라져 보이게 하는, 미관상 매우 중요해서 사람들이 정말 많이 하는 어깨 운동입니다. 프레스 류로 어깨 전면을 발달시키고, 사이드 래터럴 레이즈(일명 사레레)로 측면을 보강하면 더욱 볼륨감 있는 삼각근을 만들 수 있습니다.

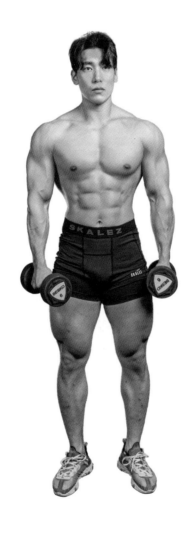

1_

덤벨을 양옆으로 들고 광배에 긴장감을 넣어 어깨의 측면, 즉 삼각근에 힘을 실을 준비를 한다. 비교적 가벼운 무게로도 충분히 자극을 줄 수 있고, 삼각근 고립에도 유리하므로 중량 욕심을 내지 않는다.

광배에 힘을 주고 어깨는 힘을 뺀 상태에서 동작을 시작하면 승모근에 힘이 많이 들어가는 것을 효율적으로 줄일 수 있다. 동작의 처음부터 마지막까지 삼각근에 힘이 잘 들어가는 상태를 염두에 두어야 하는데, 참고로 이 운동을 벤트오브 자세로 수행하면 후면 삼각근에 자극이 집중된다.

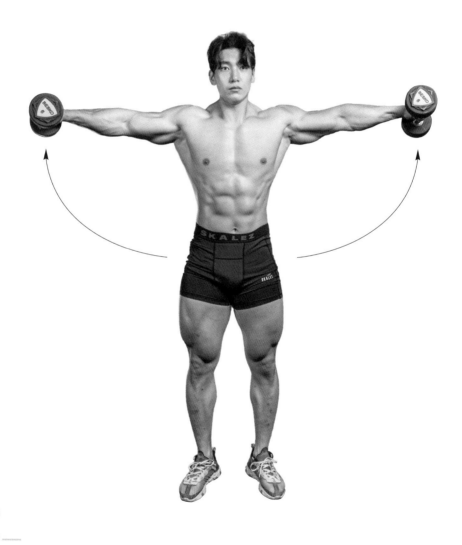

2_

그대로 옆으로 들어올리는데, 어깨를 과도하게 쓰지 않고 팔 자체를 양옆으로 놀린나는 느낌을 갓는다. 어깨부다 손목이 위로 올라가거나 몸의 반동을 이용하면 승모근이 개입하므로 주의한다.

056

이두의 모양을 만들어주는, 덤벨 컬 Dumbbell curl

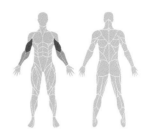

덤벨 컬은 바벨 컬보다 다양한 각도로 자극을 줄 수 있어 이두근의 모양을 선명하게 만드는 데 좋습니다. 근육 사이즈를 키우는 데는 바벨 컬이 더 유리하고요. 이 운동을 손바닥이 마주 보게 덤벨을 잡는(패러럴 그립) 해머 컬로 진행하면 상완근과 전완근 바깥쪽 근육에 자극을 주게 됩니다.

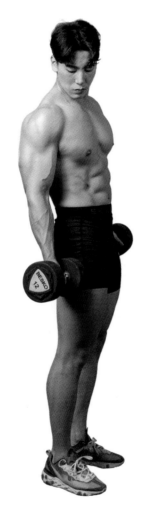

1_

손바닥이 앞으로 향하게 덤벨을 잡고, 가슴을 편 자세로 이두를 긴장시켜 들어올릴 준비를 한다. 덤벨 컬은 양팔을 동시에 운동하거나 한 팔씩 번갈아 할 수 있고 앉아서 진행할 수도 있는데, 덤벨을 올리고 내릴 때 근육의 수축이 완전히 풀리지는 않아야 한다.

덤벨을 들어올릴 때 이두의 아래쪽 부분만이 아니라, 이두의 윗부분까지 수축한다고 느끼면서 운동하면 더욱 강한 수축감을 느낄 수 있다. 덤벨 컬은 근육의 가동범위를 가급적 넓히기 위해 너무 무겁지 않은 중량을 선택하는 게 좋다.

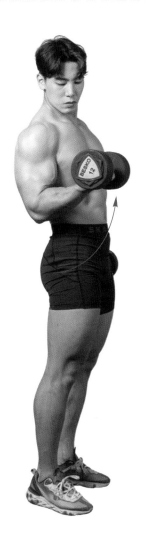

2_

어깨를 고정한 상태 그대로 팔꿈치를 구부려 덤벨을 들어올린다. 이때 팔꿈치가 너무 앞으로 따라가지 않게 이두가 강하게 수축되는 지점까지만 올려서 긴장감을 유지한다.

오른쪽 사진처럼 해머 컬로 이두 운동을 진행하면 팔의 바깥쪽 근육으로 자극이 옮겨간다.

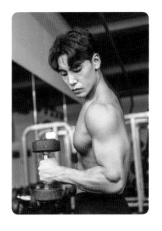

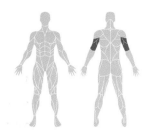

057 팔 볼륨을 위한, 오버헤드 트라이셉스 익스텐션 Overhead triceps extension

이두근은 팔을 구부릴 때, 삼두근은 팔을 펼 때 수축이 일어나는데, 이처럼 팔꿈치를 펴서 근육을 수축시키는 동작을 '익스텐션'이라고 합니다. 이 운동은 스컬 크러셔와 비슷한 효과를 내지만, 삼두 중에서도 견갑골에 붙는 장두를 스트레칭하기에 아주 좋습니다.

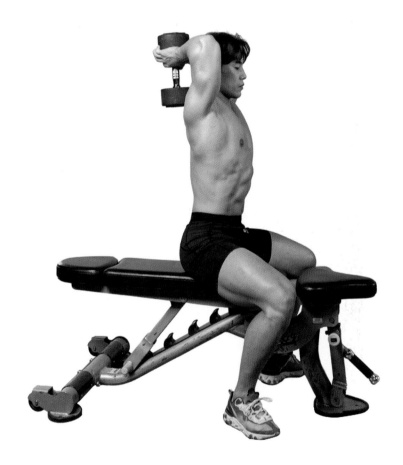

1_

벤치에 앉아 가슴을 편 상태로 덤벨 안쪽을 양 손바닥으로 떠받치는데, 팔꿈치를 고정한 상태에서 90도 정도로 접어 덤벨이 머리 뒤로 너무 멀어지지 않도록 한다.

팔꿈치를 접어 내려갈 때도 삼두가 스트레칭되는 것을 의식하면 더욱 많은 수축을 느낄 수 있다. 어깨가 좋지 않으면 운동 전 스트레칭을 해 어깨 유연성을 높이고, 너무 무겁지 않은 중량을 사용한다.

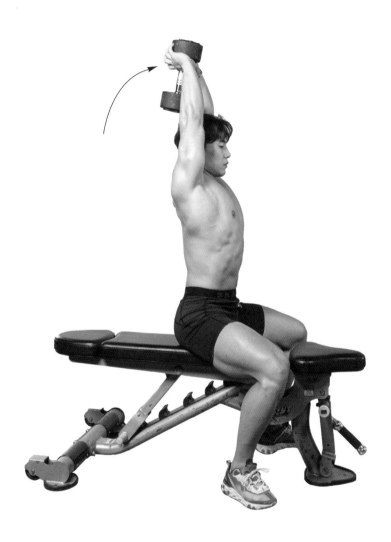

2_

양팔을 편다고 하기보다는 천천히 기지개를 켜듯이 삼두근의 수축을 느끼며 덤벨을 머리 위로 들어올린다. 이때도 팔꿈치는 최대한 귀 옆에 고정한다.

등의 부족함을 채워주는,
쉬러그 Shrug

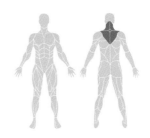

쉬러그는 원래 상부 승모근을 강화시키는 운동인데, 사람들은 어깨가 너무 솟을 거라는 걱정에 피하는 경향이 있습니다. 하지만 승모가 제대로 발달하지 않으면 전체적인 등 근육에서 많은 손해를 봐야 합니다. 쉬러그를 등 운동으로 여겨 훈련하면 더욱 균형 잡힌 등을 만들 수도 있습니다.

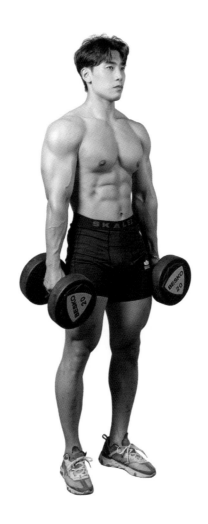

1_

어깨너비로 서서 양손의 덤벨을 허벅지 옆에 댄다. 가슴을 세운 상태로 엉덩이에 힘을 주고 배 또한 긴장시키는데, 다만 허리에는 힘이 너무 들어가지 않도록 한다.

승모근은 목덜미 쪽에만 있는 게 아니라 역삼각형 모양으로 등의 중간 부분까지 넓게 내려와 있다. 쉬러그를 어깨만 으쓱한다고 여기는 경우가 많은데, 어깨를 끌어올릴 때 흉곽과 승모근 전체가 따라 올라간다고 생각하면 보다 효과적으로 쉬러그를 할 수 있다.

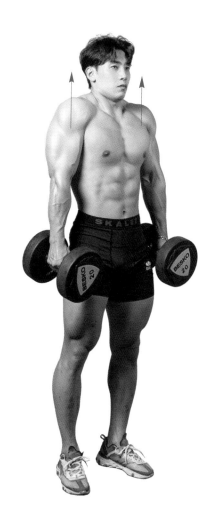

2

양쪽 어깨가 귀에 닿는다고 상상하며 어깨를 최대한 끌어올린 후에 천천히 내린다. 흉곽과 승모근 전체가 어깨를 따라 올라간다고 여기며 운동한다.

승모근

059 머신 운동의 기본적인 이해

사람들이 머신 운동을 즐겨 하는 이유는 자극을 잘 느낄 수 있고 손쉬운 사용 때문일 것입니다. 프리 웨이트처럼 동작의 안정감이나 움직이는 궤적을 일일이 신경 쓰지 않아도 되고, 머신이 해당 근육을 타겟팅해 운동하는 데 최적화되어 있으니까 원하는 부위의 자극도 더욱 잘 느껴집니다.

운동을 하면서 내게 부족한 부위가 보인다면 머신을 활용함으로써 특정 근육을 강화해 미적으로 더욱 완성도 높은 근육을 만들 수 있습니다. 머신 운동에서는 그처럼 본인의 어떤 부분이 부족한지를 캐치해 그에 맞는 머신을 활용하는 게 중요합니다. 다만, 몸의 부족한 부분은 전반적인 근육 발달이 웬만큼 이루어진 상태라야 알 수 있습니다. 7대 운동을 비롯한 프리 웨이트 운동들을 여전히 소홀히 할 수 없는 이유입니다.

초보자들이 흔히 놓치는 오류 중 하나는 선수들이 머신을 자주 사용하니까 자신들도 머신에 주로 의지해 운동한다는 점입니다. 이게 잘못되었다는 것이 아니라, 기초 체력과 전반적인 근육량을 끌어올리기 위해서는 프리 웨이트가 충분한 기반이 되어야 한다는 사실을 꼭 말씀드리고 싶습니다.

중·상급으로 넘어가면 근육의 웜업과 선피로의 개념으로 머신을 먼저 사용하는 경우가 있습니다. 또한 프리 웨이트가 전반적으로 숙달된 분들에 한해 본인에게 자극이 잘 오는 머신 위주로 운동 루틴을 짜는 것도 가능합니다. 다시 말해, 머신 운동이 프리 웨이트보다 근육 성장에 낫거나 나쁘다는 식으로 접근할 게 아니라, 내 운동 수준과 훈련 목적에 맞게 머신을 활용해야 한다는 게 핵심입니다.

머신 운동은 대개 메인 운동으로서가 아니라 본인의 약한 부위에 맞춰 훈련하기 때문에 스트렝스보다는 거의가 근비대성 운동으로 진행됩니다. 즉, 많은 중량을 다루고자 하기보다는 해당 근육 부위에의 정확한 자극과 올바른 자세로 수행하는지를 우선하는 것입니다. 그를 위해 머신 운동은 10~15회 정도의 넉넉한 횟수로 세트를 진행하는 편인데, 근비대와 정확한 자극에 중점을 두고 훈련을 진행하기 바랍니다.

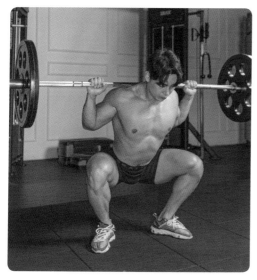

프리 웨이트 (스쿼트)

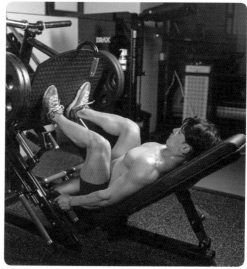

머신 웨이트 (레그 프레스)

머신 운동은 원하는 근육 부위를 고립해 운동하기에 좋다. 또한 수월한 중량 변경 및 운동 난이도와 부상 위험도가 프리 웨이트보다 비교적 낮다. 반면에 프리 웨이트는 다양한 근육을 함께 발달시킬 수 있고 코어 근육의 사용, 몸의 균형감과 운동 감각 발달, 공간 제약이 덜하다는 것 등이 장점에 속한다.

펙덱 플라이 Pec-deck fly

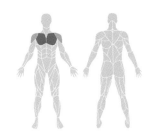

펙덱 플라이는 데크에 기대어 가슴 근육pectoral을 날갯짓fly하는 단순관절 운동입니다. 벤치프레스나 딥스 같은 다관절 운동보다 가슴 근육만을 집중적으로 스트레칭할 수 있어서 운동 후반부의 모자란 볼륨을 채우거나 선피로 운동으로 활용하기에도 적합합니다.

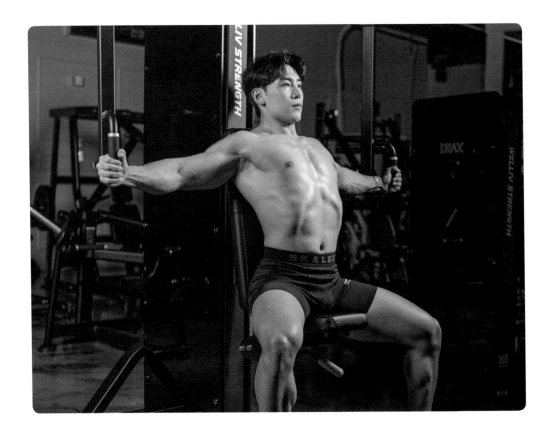

1_

가슴을 스트레칭한다는 느낌으로 팔을 천천히 벌린다. 팔을 너무 높이 올리면 어깨 관절에 좋지 않은데, 정면에서 봤을 때 손이 명치나 아랫가슴쯤 오도록 잡아야 어깨에 대한 부담 없이 운동할 수 있다.

펙덱 플라이를 잘하려면 숄더 패킹, 즉 견갑을 후인 하강시킨 상태에서 운동해야 한다. 펙덱 플라이는 단순 관절 운동의 특성상 파워풀하기보다는 조금은 정적이고 느린 템포로 운동하는 게 근비대 측면에서 더 효율 적이다. 따라서 무리하지 않는 가동범위 내에서 운동 속도가 빨라지지 않도록 주의한다.

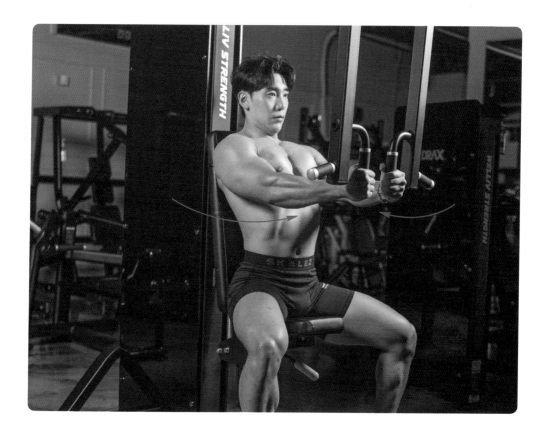

2_

가슴을 앞으로 내민 1번 자세에서 그대로 양팔을 모아 가슴 근육을 수축시킨다. 봄의 반동으로 힘을 쓰려는 경우가 있는데, 몸은 최대한 움직이지 않고 팔로만 동작을 수행하도록 한다.

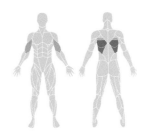

061 랫 풀다운 Lat pull-down

랫 풀다운은 광배근latissimus dorsi을 당겨 내린다pull down는 의미입니다. 따라서 광배근으로 무게를 잘 끌어당기는 게 랫 풀다운의 좋은 자세가 됩니다. 턱걸이와 동작이 비슷해 타깃 부위도 거의 같지만, 머신은 상체를 고정시키기 때문에 좀 더 효율적인 광배근 타깃 운동을 할 수 있습니다.

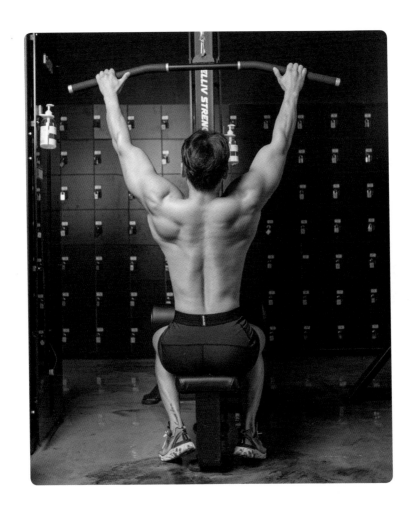

1_

팔은 어깨너비보다 조금 넓게 잡고, 허벅지를 패드에 밀착시킨 상태에서 시선은 턱을 들어 15도쯤 위를 본다. 팔을 살짝 외회전시켜(양 팔꿈치를 몸 안쪽으로 돌리는 느낌. 견갑골은 상방 회전된 상태) 광배근의 긴장을 유지한다.

랫 풀다운은 광배근에 내내 힘이 잘 실려 있는지가 중요하다. 동작을 시작하기 전에 팔꿈치를 몸 안쪽으로 살짝 틀어 무게를 광배근에 실은 상태에서 팔꿈치를 옆구리로 가져온다는 감각으로 진행한다. 다시 올라갈 때도 팔을 완전히 펴지 않도록 해 광배에 지속적인 긴장을 유지한다.

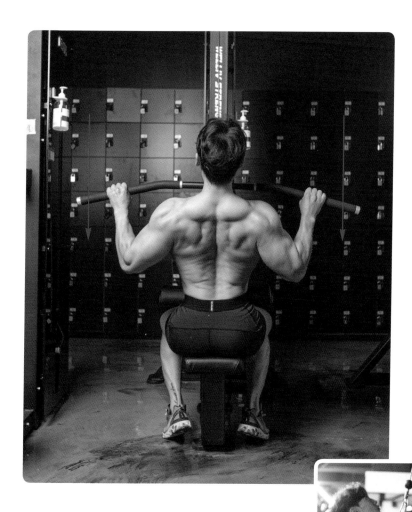

2_

광배가 최내힌 수축하는 것을 느끼며 바를 쇄골 근처까지 당겨주는데, 팔꿈치
가 뒤로 빠지지 않아야 한다.(견갑골은 하방 회전되는 상태) 몸을 뒤로 너무 섯히
면 허리에 통증이 올 수도 있으니 주의한다.

062

레그 프레스 Leg press

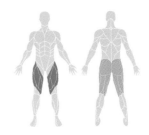

레그 프레스는 대표적인 대퇴사두 운동으로 아주 큰 중량을 사용하면서도 허리의 부담이 없는 몇 안 되는 사두 운동 중 하나입니다. 큰 볼륨으로 근육을 강화하는데도 허리의 부하가 작기 때문에 하체 운동 루틴에 넣는 것이 거의 보통입니다.

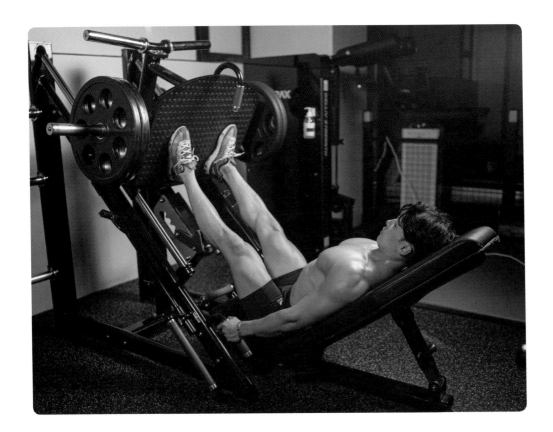

1_

양발의 간격은 골반 너비에서 어깨너비 정도로 다리를 쪼그리기 편하게, 발바닥 전체를 발판에 대고 앉는다. 자극 부위에 따라 필요하면 발판 기울기를 조절한다.

레그 프레스는 몸의 각도와 발 높이에 따라 타깃 부위가 달라진다. 상체가 세워지거나 발 높이가 높을수록 둔근에 자극이 더 잘 전달되고, 상체가 눕거나 발 높이가 낮을수록 대퇴사두에 많은 자극을 줄 수 있다. 어느 쪽이 맞다고 하기보다는 본인 몸의 약점 부위와 선호도에 따라 근육 타겟팅을 정하면 된다.

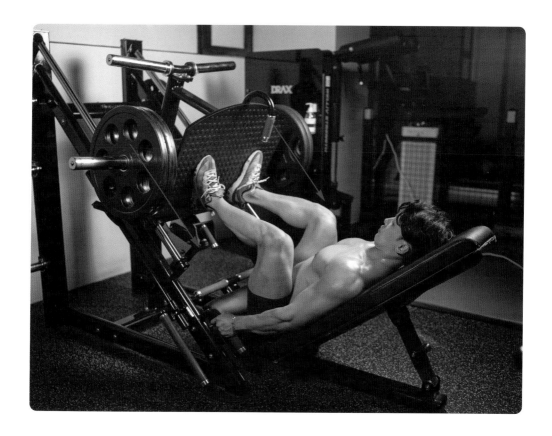

2_

엉덩이가 뜨지 않을 정도까지 다리를 내리는데, 무릎을 굽힌다는 느낌보다는 고관절이 완전히 접힐 때까지(힙 힌지가 걸릴 때까지) 내려간다. 다시 올라올 때는 무릎을 80~90% 정도만 펴서 대퇴사두근의 긴장을 계속 유지한다.

063

페이스풀 Face pull

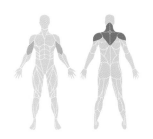

페이스풀은 후면 삼각근 운동이면서 승모근 중부와 하부까지 발달시킬 수 있는 매우 기능적인 운동입니다. 견관절의 안정성을 높이는 효과 때문에 자세 교정 운동으로도 많이 활용되고 있고요. 따라서 등과 어깨 운동 루틴에 액세서리 훈련으로 넣는 것을 권장합니다.

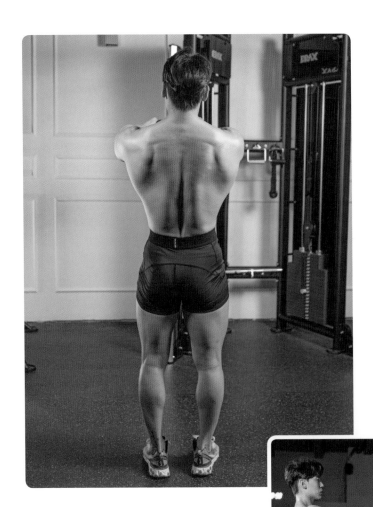

1_

턱 높이 정도로 케이블을 세팅하고 로프를 당기기 편한 자세로 잡는데,
손등이 위로 향하게 하고 팔꿈치는 살짝 내회전시킨다.

페이스풀은 어깨 후면과 승모근 중하부까지 전반적으로 발달시키기 때문에 후면 삼각근에 너무 집중하기 보다는 등이 전체적으로 자극을 잘 받는지 기능적인 움직임에 주목해 운동하는 게 좋다. 참고로, 거북목과 라운드 숄더는 하부 승모근과 능형근의 약화가 한 원인인데, 자세 교정 운동으로서 페이스풀을 활용하는 것도 하나의 방편이다.

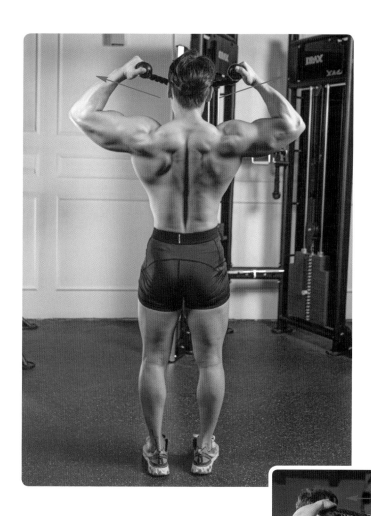

2_

양손이 얼굴 앞을 지나 손과 팔꿈치가 모두 뒤로 넘어간다는 느낌으로 당긴다. 이때 팔꿈치가 아래로 처지지 않도록 하고 후면 삼각근, 중하부 승모근 전체를 수축시킨다는 느낌으로 운동한다.

064

케이블 푸시다운

Cable push-down

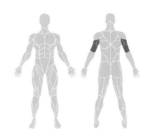

가장 많이 하는 머신 삼두 운동으로서 로프, 또는 스트레이트 바로 할 수 있습니다. 삼두근의 발달은 프레스 동작의 수행 능력을 높여주기 때문에 프레스 계열의 수행력이 떨어지는 분이라면 삼두근 운동을 액세서리 훈련으로 꼭 넣는 것이 좋습니다.

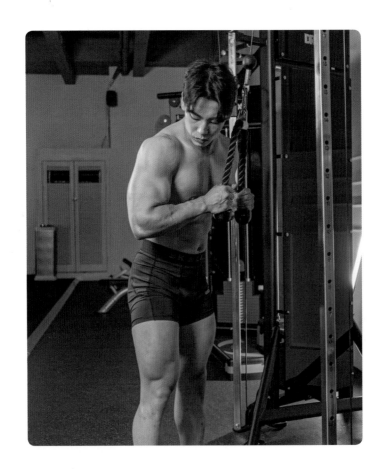

1_

상체를 살짝 숙인 상태로 팔꿈치를 옆구리에 대고 로프를 잡는다. 팔꿈치는 몸통에 너무 붙이지도, 너무 떨어뜨리지도 않는 자연스러운 형태로 진행한다. 팔꿈치가 많이 움직이면 광배근의 참여도가 높아지기 때문에 팔꿈치를 고정한다는 느낌으로 운동하는 게 좋다.

삼두근(세갈래근)은 장두, 내측두, 외측두로 이루어져 있는데, 케이블 푸시다운을 아래 사진처럼 로프로 진행하면 강하게 수축시킬 수 있는 반면에 팔이 살짝 내회전되어 내측두보다는 외측두에 더 많은 자극이 가고, 스트레이트 바로 진행하면 내측두에도 좀 더 자극이 간다.

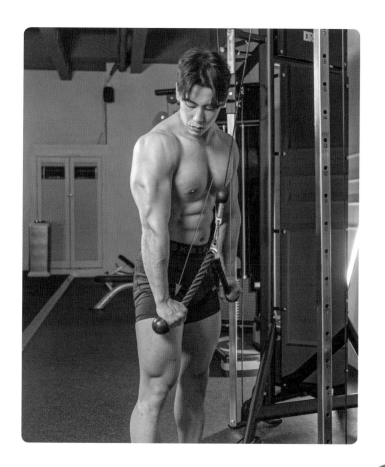

2_

팔을 아래로 누른다는 느낌으로 삼두에 힘이 완전히 들어갈 때까지 수축시키는데, 팔꿈치는 앞뒤로 거의 움직이지 않아야 한다.

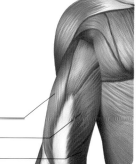

외측두

상완삼두근   장두

내측두

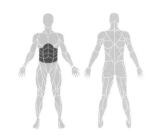

065 내가 10년 동안 해온 복근 루틴 5가지

제 복근을 보고 언제, 어떻게 운동하는지 궁금해하시는 분들이 많습니다. 저는 매일 본 운동이 끝나고 5~10분 정도 짧게 운동하는데, 지금 소개하는 복근 루틴을 하루 한 세트씩 10년 동안 꾸준히 해왔습니다. 처음에는 15개로 시작해서 현재는 50개씩 하고 있습니다. 횟수를 더 늘려도 보았으나 시간이 오래 걸려서 50개로 고정해서 진행합니다. 복근 운동을 처음 하는 분들은 아래 루틴을 10~15개부터 시작해, 근력이 향상되는 정도에 따라 차츰 횟수를 늘려가기 바랍니다. 꾸준함을 잘 지킨다면 복근 역시 거짓말을 하지 않을 것입니다.

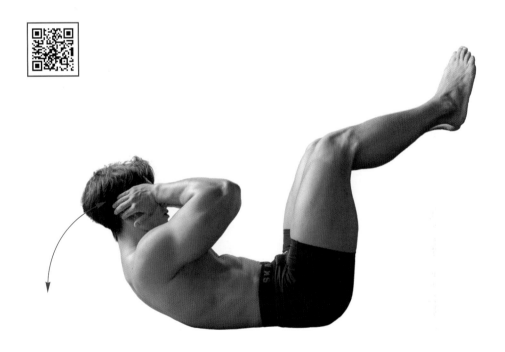

1_

크런치 50개

양 무릎을 ㄱ자로 만들어 모으고 손은 귀 옆, 머리는 든 상태로 상복부가 수축한다는 느낌이 드는 높이(약 30도 정도)까지만 올라온다. 이때 목의 반동을 지나치게 쓰지 않아야 한다.

2_
레그 레이즈 50개

양손을 엉덩이 옆에 살짝 끼워넣고 다리를 수직으로 올리는데, 상복부 긴장
이 풀리지 않는 지점까지만 올리면 된다. 다리를 내릴 때 지면에서 허리가 뜨
면 허리 통증을 유발할 수 있으므로 주의한다.

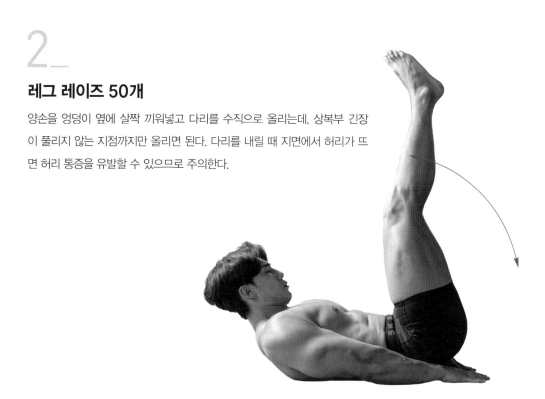

3_
사이드 크런치 좌우 각각 50개

45도 사선으로 누워 한쪽 다리는 천장을, 반대쪽은 바닥으로 구부린다. 운동하는 쪽 손은 귀 옆에, 반대쪽 손은
자극 부위에 얹어 운동이 잘되는지를 느낀다. 팔꿈치가 같은 쪽 무릎을 향한다는 감각으로 복사근에 힘이 들어
가는 정도까지만 올리는데, 크런치와 마찬가지로 목을 지나치게 써서는 안 된다.

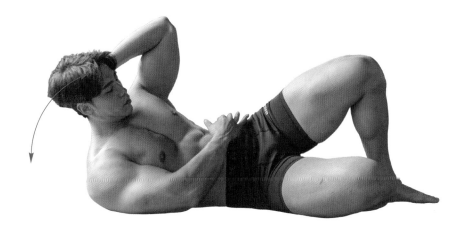

4_

니업 50개

양손을 엉덩이 뒤쪽에 대고 다리는 지면에 닿지 않게 살짝 든 상태에서, 무릎을 몸 쪽으로 당긴다는 느낌으로 진행한다. 복근의 긴장이 유지되는 지점까지만 다리를 올려야(허리에 힘이 들어가지 않게) 허리 통증을 막을 수 있다.

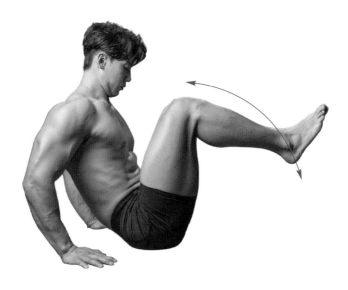

5_

에어 바이시클 50개

양손을 귀 옆에 대고 팔꿈치와 반대쪽 무릎을 대각으로 터치한다는 느낌으로 양다리를 빠르게 번갈아가며 올린다.(팔꿈치와 무릎이 닿지 않아도 된다) 양쪽을 다 해야 1개이며, 이 또한 목을 쓰지 않는다.

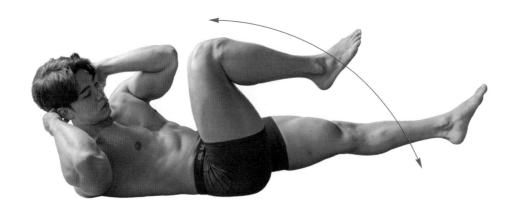

066_ 근성장을 알 수 있는 가장 확실한 방법

지금까지 운동 전 스트레칭부터 시작해 근력운동의 가장 기본이 되는 3대 운동과 7대 운동, 그리고 액세서리 운동으로서 프리 웨이트와 머신 웨이트의 핵심 운동들을 살펴보았습니다.

이제는 이들 개별 운동으로 어떻게 프로그램을 짜면 되는지와 부상 방지 요령, 근력운동을 위해 효율적으로 쉬는 법(디로드) 등을 설명할 텐데, 그전에 내 근육이 성장하고 있는지를 알 수 있는 가장 확실하고도 기본적인 방법에 대해 말씀드리고 싶습니다.

근력운동을 하는 분들의 목적은 거의가 몸짱입니다. 당연히 운동을 꾸준히, 열심히 하면 할수록 몸도 조금씩 계속 좋아질 것입니다. 그런데 운동을 하다 보면 '내 몸이 정말 좋아지고 있는 게 맞나?'라고 싶을 정도로 효과가 잘 나타나지 않을 때가 있습니다. 운동을 몇 년 동안 꾸준히 해온 경우도 그렇습니다. 수강생 중에는, 근력운동을 오랫동안 열심히 했는데도 발전 속도가 너무 더디거나 거의 없다며 찾아오는 경우가 꽤 많습니다.

열심히 하는데도 좋아지지 않는다고 느끼는 것은 왜일까요? 이유는 크게 세 가지입니다. 먼저, 실제로 몸이 거의 좋아지지 않은 경우입니다. 두 번째는 발전이 있기는 하지만, 중급자로 넘어가면서 발전 속도가 더뎌지게 마련인 것을 처음의 속도에 비해 너무 느리다고 생각하는 경우입니다. 마지막으로, 몸은 점점 좋아지는 것 같은데, 인바디 상의 근육량은 늘 똑같다고 말씀하시는 경우가 더러 있습니다.

몸을 만드는 과정에서 '좋아지고 있다'라는 확신이 들지 않는 것은 객관적이고도 명확한 지표가 없기 때문입니다. 인바디로 몸의 상태를 100% 정확하게 알 수는 없습니다. 거울에 비친 내 모습으로 근육량을 판단하는 것 또한 한계가 있습니다. 단순히 느낌일 뿐이니까요.

이 같은 문제에도 근육 발전을 확인할 수 있는 방법은 물론 있습니다. 바로 점진적 과부하에 기초한 운동 일지입니다.

운동 일지에서 수행 능력이 향상되었다면 내 몸은 좋아진 게 맞습니다. 반대로 이전과 똑같은 중량, 똑같은 세트, 똑같은 횟수로 진행하고 있다면 몸은 제자리일 가능성이 아주 큽니다.

그렇게 내 몸의 현재 상황을 알았으면 원인 또한 운동 일지에서 찾으면 됩니다. 꾸준히 운동하지 않았든지, 열심히 하지 않았든지, 아니면 잘못된 방법으로 운동하면서 '열심히 운동하는데도 몸이 좋아지지 않는다'라고 생각하는지도 모릅니다. 운동 일지는 운동하는 우리를 겸손하게 만들어줍니다. 또한 우리 몸이 좋아지고 있다는 사실을 정확하게 알려주고, 앞으로 꾸준히 밀고 나갈 자신감도 줍니다.

067_ 다치지 않는 것 또한 발전이다

운동을 하면서 다치는 것만큼 큰 손해는 없습니다. 하루에 한 장 한 장 쌓아가기도 힘든데, 부상을 당하면 짧게는 며칠 혹은 몇 주씩 운동을 쉬어야 하는 경우도 생기기 때문입니다.

근력운동 중에 부상을 입는 원인은 다양합니다. 자세가 불안정하거나, 내게 맞지 않는 중량으로 훈련하거나, 몸의 유연성이 떨어져 있는 경우, 심지어 장난을 치다가 부상당하는 일도 있을 만큼 사람들은 각양각색의 이유로 몸을 다치곤 합니다. 그런데, 앞에서 예로 든 이유에 해당하지 않는 운동 중급자가 부상을 당하는 일도 종종 있습니다. 자세가 안정적이고 본인에게 맞는 중량으로도 훈련하는데, 그들은 왜 다치는 걸까요?

부상은 보통 근육보다는 허리, 어깨, 무릎 등 관절 쪽을 많이 다치게 됩니다. 관절은 인대와 건, 연골 등으로 이루어진 뼈와 뼈가 연결되는 부위입니다만, 사람들은 운동을 하면서 흔히 근육 회복에 맞춰 분할을 설정합니다. 그런 한편으로 근육보다 회복이 더딘 인대와 건, 그리고 신경계에 대한 회복력을 고려하지 않습니다.

인대와 건, 신경계는 운동 부하에 적응하는 데 근육보다 시간이 오래 걸리고 회복하는 것도 근육보다 늦습니다. 근육은 48~72시간이면 충분히 회복한다고 여겨지는데, 관절은 근육보다 서서히 피로가 축적되고 회복하는 데도 48~72시간으로는 부족할 수 있습니다.

근육을 키우기 위해 운동하지만, 근육뿐 아니라 인대와 건을 포함한 관절의 휴식도 염두에 두고 훈련해야 부상에서 멀어질 수 있습니다. 운동 종목을 막론하고 어떤 스포츠든지 유능한 팀들은 훈련을 약하게 하는 날이나 주간을 꼭 별도로 설정합니다. 바로 인대와 건, 신경계의 휴식을 위해서입니다. 이 같은 방법을 웨이트 트레이닝에서도 사용하는데, 그것을 디로드deload라고 합니다. 말 그대로 훈련에 대한 강도를 de(빼다), load(싣다)하는 것입니다.

어떤 사람들은 디로드가 사치이며 필요 없다고 말하는 경우도 있습니다. 물론 초급자라면 관절을 완전히 지치게 할 만큼 충분한 운동량이 나오지 않기 때문에 하루이틀 쉬면 다시 운동할 수 있는 상태로 거의 회복합니다. 하지만 중량을 꾸준히 높여가는 중급자 이상의 분들에게는 디로드가 더 나은 퍼포먼스로 갈 수 있는 중요한 수단 중 하나가 될 것입니다.

068_ 2보 전진을 위한 1보 후퇴, 디로드

저는 디로드를 2보 전진을 위한 1보 후퇴라고 늘 설명합니다. 운동을 하면서 항상 전진할 수 있다면 더할 나위 없겠지만, 우리 몸은 근육으로만 이루어져 있지 않기 때문에 관절과 신경계의 회복을 고려해 운동 강도를 약하게 하는 주기를 둘 필요가 있습니다. 그것이 바로 디로드입니다.

초급자라면 디로드 기간을 두는 게 필수적이지는 않습니다. 다만, 초급자라도 상당 기간 같은 중량에 머물러 있거나, 혹은 중량이 평소보다 떨어졌을 때는 디로드를 고려할 수 있습니다.

디로드가 필요한 기준 역시 운동 일지로 확인이 가능합니다. 근력운동을 막 시작한 단계에서는 디로드 없이도 어느 정도 꾸준히 성장할 수 있지만, 본인의 중량이 적당한 볼륨인데도 불구하고 정체되어 있다는 느낌이 들고 실제로 운동 일지에서도 정체가 확인된다면 비주기적으로 디로드를 운동 프로그램에 넣어 진행하는 것입니다.

한편으로, 중급자 이상의 레벨에서는 많은 전문가들이 디로드를 주기적으로 넣을 것을 권장합니다. 디로드에 대해 부정적인 견해를 가진 전문가도 있기는 하지만, 만약 당신이 훈련 중에 자주 다치는 편이거나 대회를 준비하고 있다면(강한 강도의 훈련, 절제된 영양 섭취 상태) 주기적으로 한 번씩 디로드 기간을 두는 게 좋습니다. 필자 역시 4주 훈련에 1주 디로드를 지속적으로 실천하고 있습니다. 제 수강생 중에서도 6주 훈련에 1주 디로드, 8주 훈련에 2주 디로드를 하는 등 본인의 훈련 프로그램과 회복 능력에 따라 주기를 달리합니다. 따라서 자신의 디로드 주기를 알려면 운동 일지가 꼭 필요합니다. 어느 시점에 내가 같은 중량에도 많이 버거워하는지, 언제쯤 피로를 많이 느끼는지를 확인해 그때가 오기 전에 디로드를 하는 것입니다.

초급자가 운동 수행 능력의 정체로 디로드를 할 때는 먼저 고려해야 할 사항들이 있습니다.

1. 운동 전날에 영양 섭취를 제대로 못 하지는 않았는지,

2. 수면은 충분했는지,

3. 전날의 활동량이 너무 많았거나 일이 너무 힘들지는 않았는지입니다.

이 세 가지에 모두 해당하지 않는데도 수행 능력이 떨어졌다면 초급자도 디로드가 필요하다고 할 수 있습니다.

069_ 디로드를 하는 방법

디로드는 완전한 휴식을 취하거나, 자신이 수행하는 볼륨(무게×횟수×세트)을 50% 정도 줄이는 방법 등 큰 틀에서 몇 가지 요령이 있습니다.

1. 완전한 휴식

2. 무게 × 세트 × 횟수만 50% ↓

3. 무게만 50% ↓ × 세트 × 횟수

4. 무게 10% ↓ × 세트에서 1세트 ↓ × 횟수에서 1~2회 ↓

운동 볼륨을 반으로 줄이는 방법은 이것 말고도 다양한데, 위와 같은 요령으로 하는 게 가장 손쉬운 편에 속합니다. 예를 들어 평소의 훈련을 벤치프레스 100kg×3sets×10reps = 3,000kg으로 진행했다면 위의 디로드 방법은 아래와 같은 볼륨 값이 나옵니다.

1. 완전한 휴식

2. 100kg x 3sets x 5reps → 1,500kg

3. 50kg x 3sets x 10reps → 1,500kg

4. 90kg x 2sets x 8reps → 1,440kg

1번 완전한 휴식은 제대로 회복할 수 있는 반면에 그동안 훈련해온 긍정적

인 대사적 스트레스까지 감소시킬 우려가 있습니다. 따라서 아주 오랫동안 디로드를 하지 않았거나, 부상을 당했거나, 피치 못할 사정으로 한동안 운동을 못 하게 되는 상황에서 계획적으로 쉬기 바랍니다.

디로드를 처음 접하는 분이라면 나머지 세 가지 방법(2~4번)을 각각 직접 경험해본 후에 회복이 가장 잘되는 방법으로 진행하면 됩니다. 만약 멀리 출장이나 여행을 가서 아예 운동을 하지 못하는 경우에는 1번 완전 휴식으로 디로드를 진행할 수도 있습니다.

디로드는 회복이 목적이므로, 볼륨을 평소의 50% 이상으로 가져가려고 욕심을 내면 제대로 회복이 되지 않는 결과를 초래할 수도 있습니다. 어디까지나 회복에 초점을 맞추는 게 우선입니다.

디로드는 본인의 훈련 스타일이나 운동 프로그램에 따라 주기가 달라질 수 있습니다. 프로그램을 따라가는 분이라면 프로그램 상의 디로드 주기를 지키면 되고, 딱히 프로그램에 디로드를 반영하지 않았다면 4주 훈련에 1주 디로드를 기본으로 생각하기 바랍니다. 이 범위 전후로 나의 적절한 회복력을 찾아가는 것입니다.

070_ 내게 맞는 운동 프로그램 짜는 법

운동 프로그램은 내 몸을 만드는 일정이자 계획입니다. 이를 위해 선수들의 프로그램을 따라 하거나 자신만의 프로그램을 짜는 경우도 있을 텐데, 먼저 변수가 없도록 본인이 확실하게 운동할 수 있는 날을 정하는 게 중요합니다. 특히 다른 선수나 트레이너들의 프로그램을 따라할 때는 잊지 말아야 할 게 있습니다. 내가 그들만큼 운동 시간 확보가 가능한지, 그들만큼 영양과 휴식에 대한 투자가 가능한지, 또 그들만큼 운동 경력이 되는지 등입니다.

웨이트 트레이닝에 몰두하는 사람들의 운동과 생활은 일반인들과는 전혀 다릅니다. 그들은 더 많은 볼륨량과 더 철저한 식단, 그리고 휴식 계획까지 모두 고려해 프로그램을 짜기 때문에 일반인이 무작정 따라 하기는 쉽지 않습니다. 따라서 내가 운동할 수 있는 날을 확실히 한 다음에 그에 맞는 분할 프로그램을 골라야 하는데, 〈016 분할 훈련법의 기본〉에서도 소개한 아래 기준을 참고하기 바랍니다.

무분할 : 1주에 2~3일, 1~2시간 운동 가능한 사람

2분할 : 1주에 4일, 1~2시간 운동 가능한 사람

3분할 : 1주에 6일, 1~2시간 운동 가능한 사람

4분할 : 1주에 4~6일 이상, 1시간 반 이상 운동 가능한 사람

5분할 : 1주에 5일 이상, 1시간 반 이상 운동 가능한 사람

이어지는 항목은 무분할부터 5분할까지 어떤 운동으로 프로그램을 짜면 좋을지에 대한 예시입니다. 꼭 이 운동을 넣어야 한다는 게 아니므로, 자극 근육과 운동 효과가 비슷한 종목으로 얼마든지 대체가 가능합니다.

071_ 무분할 훈련 프로그램

무분할 프로그램은 근육 부위의 분할 없이 날마다 전신 운동을 하는 것을 말합니다. 보통은 주 2~3일 정도로 운동 빈도가 적은 분들에게 적합한데, 힘을 키우려는 목적(스트렝스)을 가진 일반인이나 볼륨 조절만 잘한다면 선수들까지 적용 가능한 훈련 프로그램입니다.

아무리 시간을 내도 운동할 수 있는 날이 주 3일 이하인 상황에 처해 있다면 사실 분할의 의미는 크게 없습니다. 분할을 나누려면 최소 4일 이상의 운동 일수가 확보되어야 하는 것입니다. 바꾸어 말해, 운동 가능한 날이 많지 않은 환경에서 근력 향상과 근성장을 최대한 이루고 싶다면 무분할 프로그램이 최선의 선택지가 될 수 있습니다.

여기서 소개하는 프로그램의 세트와 횟수는 근력운동 초·중급자를 염두에 둔 것인데, 중량을 포함해 나의 근력 상태와 운동 숙달 정도를 감안하여 점진적 과부하의 원칙에 어느 정도 부합하게 볼륨을 정하기 바랍니다. 참고로, 예로 든 모든 운동에서 RPE는 마지막 세트 기준입니다.

무분할 예시 (주 3일 운동)

월	화	수	목	금	토	일
전신	휴식	전신	휴식	전신	휴식	휴식

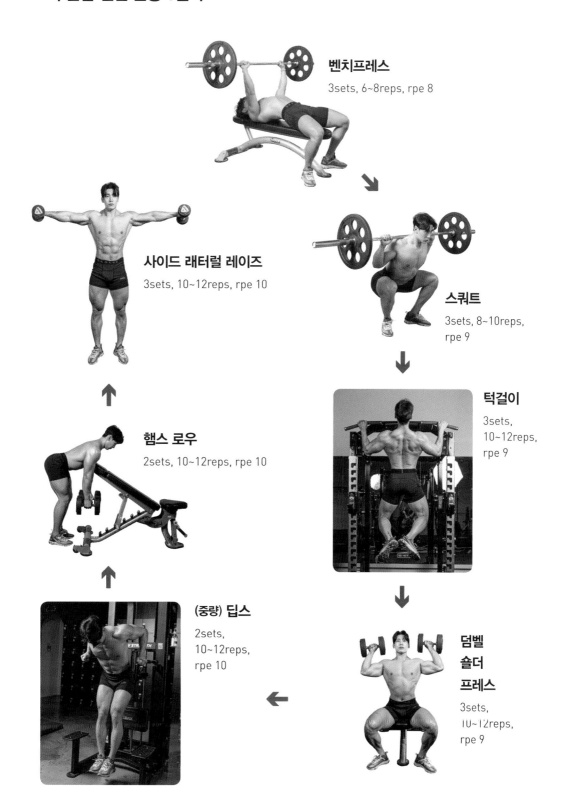

벤치프레스

3sets, 6~8reps, rpe 8

사이드 래터럴 레이즈

3sets, 10~12reps, rpe 10

스쿼트

3sets, 8~10reps, rpe 9

턱걸이

3sets, 10~12reps, rpe 9

햄스 로우

2sets, 10~12reps, rpe 10

(중량) 딥스

2sets, 10~12reps, rpe 10

덤벨 숄더 프레스

3sets, 10~12reps, rpe 9

■ 무분할 전신 운동 2일차

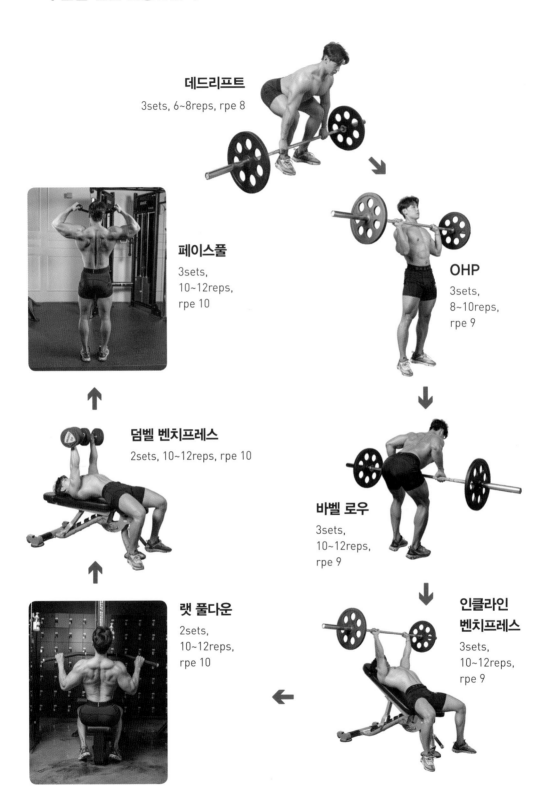

데드리프트
3sets, 6~8reps, rpe 8

페이스풀
3sets,
10~12reps,
rpe 10

OHP
3sets,
8~10reps,
rpe 9

덤벨 벤치프레스
2sets, 10~12reps, rpe 10

바벨 로우
3sets,
10~12reps,
rpe 9

랫 풀다운
2sets,
10~12reps,
rpe 10

**인클라인
벤치프레스**
3sets,
10~12reps,
rpe 9

■ 무분할 전신 운동 3일차

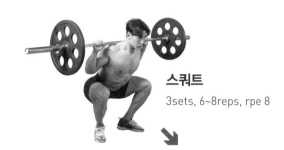

스쿼트

3sets, 6~8reps, rpe 8

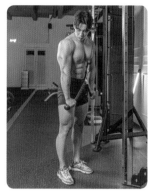

케이블 푸시다운

3sets, 10~12reps, rpe 10

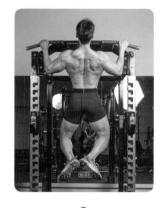

턱걸이

3sets, 8~10reps, rpe 9

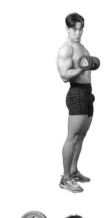

덤벨 컬

3sets, 10~12reps, rpe 10

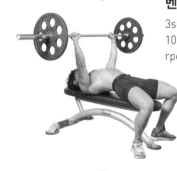

벤치프레스

3sets, 10~12reps, rpe 9

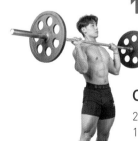

OHP

2sets, 10~12reps, rpe 9

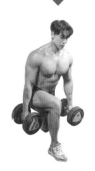

런지

2sets, 10~12reps, rpe 9

072_ 2분할 훈련 프로그램

2분할 프로그램은 몸의 부위를 크게 두 가지로 나누어 훈련하는 것으로, 같은 부위를 일주일에 최소한 2번 이상 운동하면서도 충분히 쉴 수 있다는 게 장점입니다. 훈련은 보통 상체와 하체로 나누어 진행합니다만, 신체의 앞면과 뒷면으로 나눠도 상관없습니다.

2분할은 대개의 프로그램이 주 5일을 넘기지 않아 회복에 유리합니다. 그래서 근력을 키우는 게 주 목적인 스트렝스 프로그램에서 많이 쓰입니다. 한편으로 2분할은 그 특성상 하루에 상체나 하체 운동을 모두 하므로 운동 가짓수가 비교적 많습니다. 운동 수가 너무 많으면 회복이 더디기 때문에 본인 역량에 맞게 가짓수를 제한할 필요가 있는데, 부족한 운동량은 프로그램을 수행하면서 볼륨을 차츰 늘리는 것으로 보완하기 바랍니다.

2분할 예시 (주 4일 운동)

월	화	수	목	금	토	일
상체	하체	휴식	상체	하체	휴식	휴식

Day 1 상체 운동

종목	세트	횟수	RPE
벤치프레스	3	6~8	8
(중량) 풀업	3	8~10	9
OHP	3	8~10	9
실 로우	3	10~12	9
인클라인 벤치프레스	3	8~10	9
사이드 래터럴 레이즈	3	12~15	10
페이스풀	3	12~15	10
바벨 컬	4	10~12	10
케이블 푸시다운	4	10~12	10

* RPE는 마지막 세트 기준

Day 2 하체 운동

종목	세트	횟수	RPE
스쿼트	3	6~8	8
레그 프레스	3	10~12	9
스티프 데드리프트	3	12~15	9
레그 익스텐션	3	12~15	10
레그 컬	3	12~15	10
힙 어덕션	3	12~15	10
카프 레이즈	3	12~15	10

Day 3 상체 운동

종목	세트	횟수	RPE
인클라인 벤치프레스	3	8~10	8
바벨 로우	3	8~10	9
덤벨 숄더 프레스	3	8~10	9
랫 풀다운	3	10~12	9
(중량) 딥스	3	10~12	9
사이드 래터럴 레이즈	3	12~15	10
페이스풀	3	12~15	10
덤벨 컬	4	12~15	10
라잉 트라이셉스 익스텐션	4	12~15	10

Day 4 하체 운동

종목	세트	횟수	RPE
데드리프트	3	6~8	8
핵 스쿼트	3	8~10	9
런지	3	10~12	9
이너 타이	3	12~15	10
레그 익스텐션	3	12~15	10
레그 컬	3	12~15	10
카프 레이즈	3	12~15	10

072-1_ 3분할 훈련 프로그램

3분할은 주 6일 훈련 기준으로 해당 부위를 2번씩, 비교적 많은 볼륨을 운동할 수 있다는 장점이 있습니다. 따라서 볼륨이 커지는 대회 시즌 기간에 선수들이 즐겨 사용하는 분할이기도 합니다.

다만 간과해서는 안 될 게 주 6일 운동을 반드시 확보해야 하고, 또 볼륨량이 많다는 점입니다. 그만큼 회복에 오랜 시간이 걸리기 때문에 본인이 회복할 수 있는 범위 내에서 훈련하는 게 좋습니다. 일례로 선수들의 3분할 훈련법을 따라 하다가 중량이 한동안 정체되는 일반인분들을 많이 보았습니다. 그들의 루틴을 살펴봤더니 과한 볼륨으로 회복이 더딘 상태에서 훈련하는 악순환을 반복하고 있었습니다.

3분할 훈련은 보통 밀기, 당기기, 하체로 구성하는 경우가 많습니다. 밀기에는 벤치프레스, OHP, 케이블 푸시다운처럼 주로 미는 동작의 운동, 당기기에는 바벨 로우, 덤벨 컬, 풀업 등의 운동으로 구성하고요. 분할에 절대적인 기준은 없으므로 선호하는 운동과 회복하기 좋은 루틴으로 구성하면 됩니다.

예시로 든 훈련 프로그램은 일반인에게는 다소 과한 볼륨일 수 있고, 반면에 회복력이 좋은 선수에게는 비교적 적을 수도 있습니다. 직접 해보면서 중량과 횟수, 자세 등이 향상되는지 체크해 볼륨을 조절해 나가는 게 가장 바람직하다고 할 수 있습니다.

3분할 예시 (주 6일 운동)

월	화	수	목	금	토	일
밀기	당기기	하체	밀기	당기기	하체	휴식

Day 1 밀기 운동

종목	세트	횟수	RPE
벤치프레스	3	6~8	8
OHP	3	8~10	9
인클라인 덤벨 벤치프레스	3	8~10	9
덤벨 숄더 프레스	3	10~12	9
사이드 래터럴 레이즈	3	12~15	10
케이블 푸시다운	3	10~12	10
라잉 트라이셉스 익스텐션	3	10~12	10

Day 2 당기기 운동

종목	세트	횟수	RPE
(중량) 풀업	3	8~10	9
바벨 로우	3	8~10	9
랫 풀다운	3	10~12	9
페이스풀	3	10~12	10
벤트오버 사이드 래터럴 레이즈	3	12~15	10
바벨 컬	3	10~12	10
덤벨 컬	3	10~12	10

Day 3 하체 운동

종목	세트	횟수	RPE
스쿼트	3	6~8	8
레그 프레스	3	10~12	9
런지	3	10~12	9
레그 익스텐션	3	10~12	10
레그 컬	3	10~12	10
힙 어덕션	3	12~15	10
카프 레이즈	3	12~15	10

Day 4 밀기 운동

종목	세트	횟수	RPE
OHP	3	6~8	8
인클라인 벤치프레스	3	6~8	9
머신 숄더 프레스	3	10~12	9
덤벨 벤치프레스	3	8~10	9
(중량) 딥스	3	10~12	9
라잉 트라이셉스 익스텐션	3	12~15	10
케이블 푸시다운	3	12~15	10

Day 5 당기기 운동

종목	세트	횟수	RPE
바벨 로우	3	8~10	9
(중량) 풀업	3	8~10	9
실 로우	3	10~12	9
페이스풀	3	10~12	10
벤트오버 사이드 래터럴 레이즈	3	12~15	10
바벨 컬	3	12~15	10
덤벨 컬	3	12~15	10

Day 6 하체 운동

종목	세트	횟수	RPE
데드리프트	3	6~8	8
핵 스쿼트	3	8~10	9
런지	3	10~12	9
레그 익스텐션	3	10~12	10
레그 컬	3	10~12	10
이너 타이	3	12~15	10
카프 레이즈	3	12~15	10

073_ 4분할 훈련 프로그램

4분할부터는 일주일을 모두 운동한다고 해도 같은 부위를 주 2회 이상 운동한 다는 최적의 빈도 요건을 충족할 수 없습니다. 해외 헬스인들 사이에서는 하 루에 한 번 운동하는 사람이 4분할 이상으로 나누는 것을 브로 스플릿bro-split 이라고 합니다. bro(brother)는 아는 형동생, split은 분할을 뜻하는데, 잘못된 속설을 의미하는 bro-science에서 나온 말입니다. bro-split을 우리말로 옮 기면 '비과학적인 분할법' 정도가 될 테고요.

하지만, 한때는 저를 포함해 헬스계에서 4분할 이상의 고볼륨 트레이닝이 유행이었습니다. 지금도 여전히 하루에 한 부위씩 고볼륨 트레이닝으로 몸을 만드는 분들이 계십니다. 그 같은 운동 스타일을 좋아하고 성취감마저 느끼는 것을 보건대, 무조건 좋지 않은 분할법이라고는 할 수 없습니다.

4분할 예시 (주 6일, 하루 1번 운동)

월	화	수	목	금	토	일
가슴, 이두	등, 하체전면	어깨, 삼두(딥스)	하체후면, 승모	휴식	가슴, 이두	등, 하체전면

하루 한 부위를 혹사시키는 트레이닝이 근성장에 유리하다는 연구 결과가 충분하다면, 물론 저 역시 예전의 고분할 트레이닝으로 돌아갈 여지가 있기는 합니다. 하지만 근력 트레이닝에 관한 많은 연구가 똑같은 볼륨이라도 여러 날에 나눠 하는 게 효율적이라는 것을 증명하고 있습니다. 저도 지금은 4분할 이상의 프로그램을 진행하고 있지 않고요.

그렇다고 해서 4분할 프로그램을 아예 하지 말라는 것은 아닙니다. 1주일 7 일 기준으로 한 번의 2분할, 그리고 또 한 번의 4분할을 더해 주 6일 루틴을 구 성한다면 해당 부위 주 2회 요건을 충족하기 때문에 아주 좋은 프로그램이 될 수도 있습니다.

지금 소개하는 프로그램은 하루에 한 번, 최소 주 4일 이상 운동이 가능한 분들을 대상으로 합니다. 기존의 4분할과는 조금 다른 양상으로 프로그램을 구성하였는데, 일주일에 4~6일 정도로 운동 날이 들쑥날쑥하는 분들에게 적합한 프로그램이라고 생각합니다. 요일에 상관없이, 쉬는 날을 포함해 아래의 루틴을 순서대로 반복하면 됩니다.

■ 4분할 훈련 예시

Day 1 가슴, 이두 운동

종목	세트	횟수	RPE
벤치프레스	3	6~8	8
인클라인 벤치프레스	2	8~10	9
(중량) 딥스	2	10~12	9
케이블 플라이	2	10~12	9
바벨 컬	3	10~12	10
덤벨 컬	3	10~12	10
해머 컬	3	10~12	10

∗ RPE는 마지막 세트 기준

Day 2 등, 하체 전면

종목	세트	횟수	RPE
바벨 로우	3	6~8	8
패러럴 그립 친업	3	8~10	9
실 로우	2	8~10	9
덤벨 풀오버	2	10~12	9
스쿼트	3	12~15	10
레그 프레스	3	10~12	10
런지	2	10~12	10

Day 3 어깨, 삼두 운동

종목	세트	횟수	RPE
OHP	3	6~8	8
덤벨 숄더 프레스	3	8~10	9

머신 숄더 프레스	2	8~10	9
사이드 래터럴 레이즈	3	10~12	9
페이스풀	3	12~15	10
벤트오버 사이드 래터럴 레이즈	2	10~12	10
(중량) 딥스	3	10~12	10
케이블 푸시다운	3	12~15	10
라잉 트라이셉스 익스텐션	2	12~15	10

Day 4 하체 후면, 승모 운동

종목	세트	횟수	RPE
루마니안 데드리프트	3	6~8	8
바벨 로우(승모 타깃)	3	8~10	9
런지	3	8~10	9
스티프 데드리프트	3	10~12	9
사이드 래터럴 레이즈	3	12~15	10
힙 어덕션	3	10~12	10
카프 레이즈	3	10~12	10

073-1_ 5분할 훈련 프로그램

5~6년 전에는 아마도 가장 많은 사람들이 했던 프로그램이 아닐까 싶습니다. 보통은 가슴, 등, 어깨, 팔, 하체로 나눈 프로그램이 대부분이고, 저 역시 해외 유명 보디빌더들이 나오는 잡지에서 소개하는 5분할 프로그램을 많이 따라 하기도 했습니다.

당시에 저는 5분할을 하면서 팔 근육이 잘 커지지 않아 팔을 이두와 삼두로 나누어 6분할로 진행했습니다. 즉 가슴, 등, 어깨, 하체, 이두, 삼두로 나누어 훈련한 것입니다. 그렇게 몇 달을 진행했는데, 결과는 뭔가 좋아지는 것 같으면서도 눈에 띄는 발전은 없었습니다. 그 무렵에는 고볼륨 트레이닝이 정답인 줄만 알고 부족한 부위는 몸이 말을 듣지 않을 때까지 훈련했지만, 돌아오는 신체적 피드백은 별로 드라마틱하지 않았습니다.

그런 이유로 지금 소개하는 5분할은 '그래도 나는 5분할로 운동해야겠다'라는 분들을 위해, 또는 5분할을 해오던 중에 2~3분할 같은 고빈도 분할로 갑자기 변경하는 데 의구심이 드는 분들을 위해 해당 부위 2회 이상의 빈도수를 최대한 맞추고자 고안된 프로그램입니다.

5분할 예시 (주 5일 운동)

월	화	수	목	금	토	일
가슴, 이두	하체 전면	등, 삼두(딥스)	하체 후면 (데드리프트)	어깨, 승모	휴식	휴식

Day 1 가슴, 이두 운동

종목	세트	횟수	RPE
벤치프레스	3	6~8	8
인클라인 덤벨 벤치프레스	3	8~10	9
(중량) 딥스	2	8~10	9
케이블 플라이	2	10~12	10
바벨 컬	3	10~12	10
덤벨 컬	3	10~12	10
해머 컬	3	10~12	10

Day 2 하체 전면

종목	세트	횟수	RPE
스쿼트	3	6~8	8
레그 프레스	3	10~12	9
런지	2	10~12	9
와이드 스쿼트	2	12~15	9
레그 익스텐션	3	12~15	10
레그 컬	3	12~15	10
이너 타이	3	12~15	10

Day 3 등, 삼두 운동

종목	세트	횟수	RPE
언더그립 바벨 로우	3	6~8	8
패러럴 그립 친업	3	8~10	9
랫 풀다운	2	8~10	9
실 로우	2	10~12	9
클로즈 그립 벤치프레스	3	8~10	10
(중량) 딥스	2	10~12	10
라잉 트라이셉스 익스텐션	3	12~15	10

Day 4 하체 후면

종목	세트	횟수	RPE
루마니안 데드리프트	3	8~10	8
런지	3	10~12	9
스티프 데드리프트	3	10~12	9
와이드 스쿼트	2	12~15	9
힙 어덕션	3	12~15	10
레그 컬	3	12~15	10
카프 레이즈	3	15~20	10

Day 5 어깨, 승모 운동

종목	세트	횟수	RPE
OHP	3	6~8	8
덤벨 숄더 프레스	2	8~10	9
바벨 로우(승모 타깃)	3	8~10	9
쉬러그	3	12~15	9
페이스풀	3	12~15	10
사이드 래터럴 레이즈	3	12~15	10
벤트오버 사이드 래터럴 레이즈	3	12~15	10

074_ 운동에 과학을 더하다, 주기화

스트렝스 훈련은 힘을 기르기 위해 고중량을 저반복 횟수로 진행하고, 근비대 훈련은 근육 성장을 위해 비교적 저중량을 8~12회 정도로 진행합니다. 우리는 앞에서 스트렝스와 근비대 훈련을 왜 섞어서 훈련해야 하는지에 대해 살펴보았습니다. (034 스트렝스와 근비대 훈련의 이해) 근육을 더욱 키우려면 근력이 세져야 하고, 근력이 세지려면 근육 또한 웬만큼 발달해야 합니다. 마치 '닭이 먼저냐, 계란이 먼저냐?'라는 문제와도 닮았습니다.

초보자라면 굳이 스트렝스 훈련을 하지 않아도 되고, 하더라도 전문가가 추천하는 권장 훈련 비중을 따르면 됩니다. 하지만 중급자 이상의 단계로 넘어가려면 스트렝스와 근비대 훈련을 '어떻게 섞어야' 하는지에 대한 고민이 필요합니다. 이때 사용되는 것이 바로 주기화periodization입니다.

주기화는 스포츠 과학에서 흔히 쓰이는 개념입니다. 운동의 전반적인 능력 향상을 위해 각각의 요소들, 즉 근력, 지구력, 심폐 기능 등을 한꺼번에 키울 수는 없으니까, 특정 분야에 집중하는 시기와 강도를 '주기적으로' 바꾸어 나가는 방식이라고 할 수 있습니다.

운동을 하는 모든 사람들이 주기화를 알아야 할 필요는 사실 없습니다. 다만, 중급자 이상의 단계에서 주기화를 이해하고 본인의 훈련 프로그램에 반영할 수 있다면 수행 능력을 더욱 효율적으로 향상시킬 수 있습니다. 나아가서 상급자 레벨까지 계획성 있게, 보다 빠르게 도달할 수도 있고요.

근력운동의 주기화는 크게 선형 주기화, 블록 주기화, 일간 파동형 주기화(DUP) 등으로 나눌 수 있습니다. 각각의 주기화는 목적과 내용이 다르기 때문에 이 역시 나의 몸 상태와 목적에 맞게 선택하는 게 바람직한데, 과학적인 근력운동의 가장 핵심 중 하나가 주기화가 아닐까 싶습니다.

075_ 주기화의 종류와 적용 방법

1. 선형 주기화

선형 주기화는 시간이 지날수록 강도(1RM에 대한 비율)는 증가하고 볼륨은 감소하는 훈련 방법으로, 한 번의 절정peak 시기를 가집니다. 따라서 파워 리프팅이나 역도처럼 어떤 특정한 날의 이벤트(대회 등) 때 강도의 피크를 찍는 데 적합한 모델이라고 할 수 있습니다.

선형 주기화의 프로그램 초기에는 근비대와 지구력 위주의 볼륨 운동으로 체력 자체를 높입니다. 그리고 중반으로 접어들면서 강도를 높여 더 큰 힘을 낼 수 있도록 스트렝스 훈련을, 마지막 단계에서는 상대적으로 가벼운 무게를 빨리 들어올리는 파워 훈련으로 더더욱 힘을 기릅니다. 파워 훈련은 보통 3~5회의 낮은 반복 횟수, 1RM 대비 65~70%의 중량으로 수축시에 최대한의 파워를 출력해내는 식으로 진행합니다.

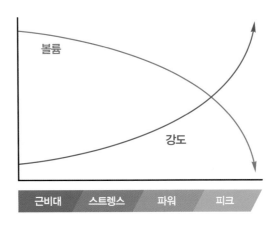

선형 주기화의 기간은 짧게는 4주, 길게는 6개월 이상으로 설정하는 경우도 있습니다. 본인의 근력 상태와 훈련 스케줄에 맞게 프로그램을 짤 수 있는 중급자 이상이 아니라면 당장은 주기화의 개념과 훈련 요령 정도만 이해하고, 구체적인 방법은 트레이너의 도움을 받는 게 좋습니다.

■ 선형 주기화의 훈련 요령

1. **근비대 / 근지구력 블록** : 쉬는 시간이 비교적 짧고, 8회 이상의 상대적으로 많은 볼륨을 강도를 낮춰 훈련한다.

2. **스트렝스 블록** : 쉬는 시간이 3~5분으로 길고, 6회 미만의 상대적으로 무거운 무게로 볼륨량을 차츰 줄이면서 강도를 높인다.

3. **파워 블록** : 쉬는 시간이 3~5분으로 길고, '무게 × 속도 = 힘'의 원리를 이용해 상대적으로 가벼운 무게를 3회 미만의 적은 횟수로 빠르게 들어올리는 훈련을 한다.

4. **디로드** : 다음 주기화에 들어가기 전 디로드 기간에는 상대적으로 적은 볼륨과 강도로 훈련한다.

2. 블록 주기화

블록 주기화는 선형 주기화와 달리 블록의 목적에 맞게 연중 여러 번의 최고점peak에 도달할 수 있습니다. 이를 위해 블록 주기화의 기간은 상대적으로 짧은 편입니다.

주기화 모델은 시합을 준비하는 모든 운동 종목의 선수들에게 필요한 훈련입니다. 그중 블록 주기화는 여러 번의 피크에 도달하도록 설정해 근비대 구간과 힘이 강해지는 구간에서 최대한의 피크를 만들어내고, 이렇게 얻은 근육량과 힘을 바탕으로 해당 종목의 특성에 맞는 훈련을 이어가기도 합니다. 블록별 훈련으로 얻은 근육량과 힘을 바탕으로 근육량 증가를 위해 또 한 번의 블록을 설정하는 식으로 활용하는 것입니다.

블록 주기화는 대개 축적 블록accumulation block, 강도 블록ransmutation block, 현실화 블록realization block으로 나뉘며 블록마다 부여되는 목적이 다릅니다.

먼저 축적 블록은 볼륨의 양을 최대한으로 축적하는 것을 의미합니다. 통상 고볼륨으로 진행되며, 주차가 거듭될수록 볼륨이 조금씩 커집니다. 강도 블록에서는 축적 블록에서 쌓인 운동 능력을 기반으로 강도를 높이고 볼륨을 줄여 힘을 기르는 구간입니다. 마지막의 현실화 블록은 그동안 누적된 피로도를 낮추는 기간입니다. 1RM이나 AMRAP 측정을 위한 테이퍼링(훈련량을 점차적으로 줄어나가는 것), 또는 피로도를 현저하게 낮추는 목적의 디로드로도 활용할 수 있습니다. 이 블록에서는 볼륨을 줄이되 강도는 유지하여 그간의 훈련에서 얻은 근력을 잘 유지하는 것이 중요합니다.

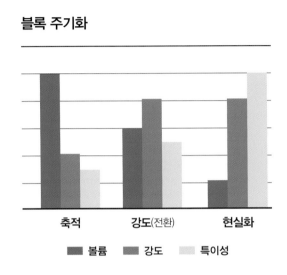

블록 주기화

블록 주기화에서 각각의 블록은 훈련자의 회복 및 프로그램에 따라 최소 4주에서 12주까지 설정할 수 있고, 시합 일정에 따라 달라질 수도 있습니다. 초급자가 블록 주기화를 직접 만드는 것은 꽤 어려운데, 간략한 예를 들자면 4~12주는 근비대 블록, 그다음 4~12주는 강도 블록으로 설정하여 근육과 힘을 번갈아가며 키우는 방식 등이 가능할 것입니다. 또한 중·상급 이상에서는 근비대 - 파워 빌딩 - 스트렝스로 블록을 나눠 훈련할 수도 있습니다.

3. 일간 파동형 주기화(DUP)

일간 파동형 주기화daily undulating periodization는 운동하는 날마다 강도와 볼륨에 변화를 주는 주기화 방식입니다. 쉽게 말해, 파도가 아래위로 파동을 이루듯이 첫날에 스쿼트를 근비대로 진행했다면 다음 날은 파워나 스트렝스 훈련으로 강도와 횟수를 달리하는 식입니다.

이처럼 DUP는 숙련자가 자신의 목적에 맞게 날마다 근비대, 파워, 스트렝스 훈련으로 바꾸어 진행합니다. 이는 근비대 및 스트렝스 목적으로 2분할 위주의 파워 빌딩을 하는 분들이 곧잘 사용하는 주기화이기도 합니다.

월	수	금
스쿼트(근비대)	스쿼트(파워)	스쿼트(스트렝스)
벤치프레스(스트렝스)	벤치프레스(근비대)	벤치프레스(파워)
	데드리프트(스트렝스)	
액세서리 6~12회	액세서리 6~12회	액세서리 6~12회

위의 표는 3일 기준 무분할로 운동할 때 메인 운동을 위주로 DUP 주기화를 어떻게 설정하는지에 대한 예시입니다. 똑같은 스쿼트라도 운동하는 날에 따라 근비대, 파워, 스트렝스로 훈련 목적이 달라지는 것을 알 수 있습니다. 이들 메인 운동 외에 본인이 선호하는 액세서리 종목들을 추가해 근비대 구간으로 설정하면 더욱 질 높은 트레이닝을 기대할 수 있습니다.

DUP는 스트렝스, 근비대, 파워 트레이닝을 복합적으로 할 수 있기 때문에 스트렝스와 보디빌딩을 같이 하는 경우, 즉 파워 빌딩을 하는 분들에게 적합한 프로그램입니다. 기존에 보디빌딩 훈련을 꾸준히 해왔지만, 몸의 발전이 더디고 중량 상승도 작다면 이 같은 정체기를 뚫기 위해 비교적 간편하게 활용할 수 있는 주기화 훈련이 바로 DUP입니다.

DUP는 원래 스트렝스 향상을 위해 고안된 주기화인데, 근비대가 목적인 훈련자들은 6~12회의 세트 볼륨을 총 볼륨에서 2/3~3/4 정도로 훈련하고, 나머지 볼륨(1/3~1/4)을 1~5회의 스트렝스 훈련과 파워 훈련으로 채우는 것이 일반적입니다.

076_ 근력운동을 꾸준히 하려면

운동을 꾸준히 하기 위해 가장 중요한 요소는 바로 재미입니다. 공부는 오래 하기 힘든 반면에 게임, 낚시 같은 취미는 꾸준히 하게 되는 결정적인 차이가 뭘까요? 맞습니다, 재미있기 때문입니다.

운동을 오래 꾸준히 하고 싶다면 재미를 들여야 합니다. 물론 헬스는 몸이 좋아지면서 더욱 재미가 느껴지는 운동이기도 합니다.

이는 현실적인 운동 전략과도 관계가 있습니다. 몸을 만드는 데 가장 적합한 것은 웨이트 트레이닝을 통한 근력운동이겠지만, 단순히 몸매 관리나 다이어트, 건강이 목적이라면 굳이 웨이트 트레이닝을 고집하지 않아도 됩니다. 헬스가 몸 만들기에 특화된 운동이라는 것은 분명한 사실입니다. 하지만 웨이트 트레이닝이 정말 재미가 없다면 수영이나 복싱, 사이클링 등등 무엇이든 내가 좋아하고 오래 할 수 있는 운동을 선택하는 게 나을 수도 있습니다. 내게는 진짜 재미없는 운동을 하다가 금세 그만두기보다는 재미있는 다른 운동이라도 '꾸준히' 하는 게 낫다는 의미입니다.

다만, 여기에는 고려해야 할 게 있습니다. 운동에 재미를 느끼려면 한 가지 전제 조건이 필요합니다. 운동을 하기로 마음먹었다면 어떤 운동이든지 간에 최소한 두 달은 매일 하려고 해야 합니다. 운동이라는 행위를 습관으로 만들기 위한 최소한의 투자라고 생각하고 두 달 동안 꾸준히 노력하는 것입니다. 주말에는 피트니스 센터가 쉰다고요? 집에서라도 간단한 운동을 꼭 해서 운동에 대한 흐름을 놓지 말아야 합니다.

두 달을 거의 하루도 빠짐없이 운동하면 신체적인 변화를 어떤 식으로든 느끼게 됩니다. 거울을 보니 살이 좀 빠진 것 같고 실제로도 체중이 줄었다든지, 경사 길을 오를 때 힘들지 않다든지, 밤늦게까지 일해도 전혀 피곤하지 않다는 등의 효과가 찾아오는 것입니다. 여기에 더해 운동의 진짜 재미를 느낄 수도 있습니다.

이 같은 몸의 작은 변화에 감사해하고 운동의 재미마저 느끼게 될 때 이를 원동력 삼아 운동을 지속할 수 있고, 원하는 몸 만들기도 가능해집니다. 목표를 향해 천천히 갈 수는 있겠지만, 오늘 하루 '종잇장'을 세 개 쌓고 한 달을 쉬는 일은 부디 없어야겠습니다.

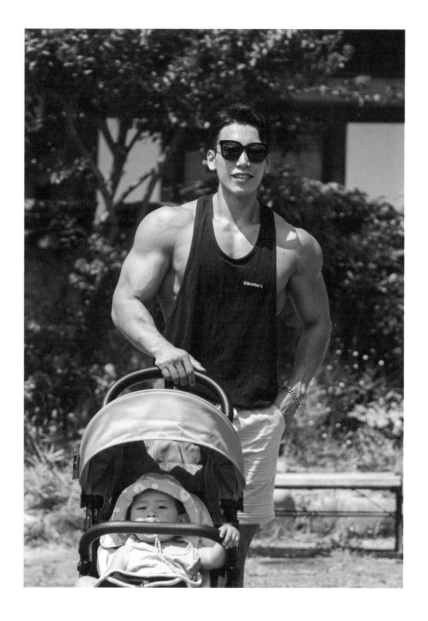

YOU CAN DO IT

part 5

몸을 만드는
식사법

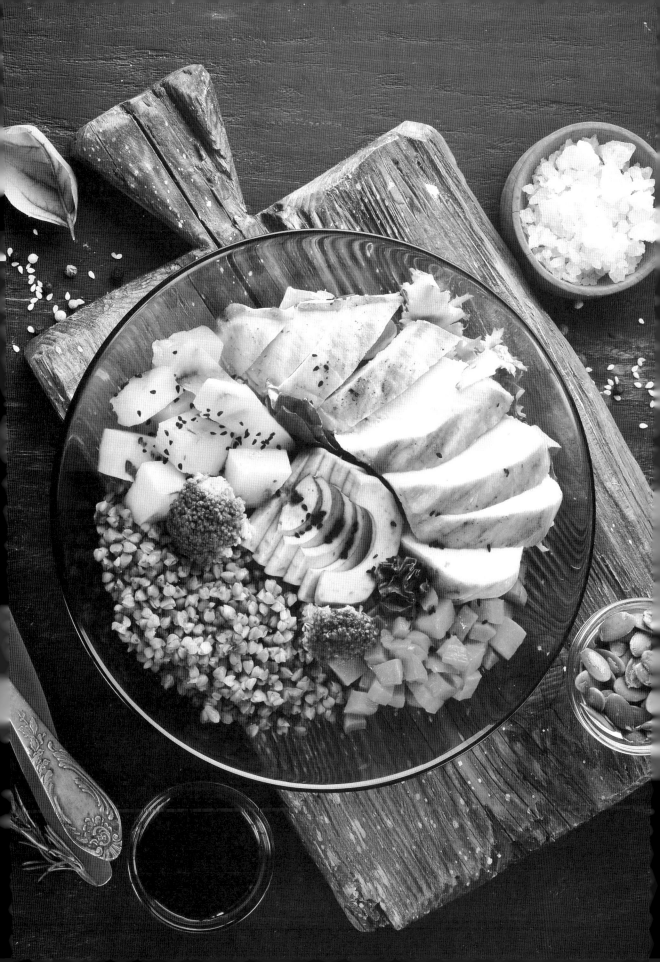

077_ 근력운동과 식단의 상관관계

운동하는 사람들의 대다수가 가장 어려워하는 것이 바로 식단입니다. 근육을 만들려면 충분한 영양을 섭취해야 하고, 한편으로 체지방률을 낮추어 선명한 데피니션을 만들고 싶다면 어느 정도 절제와 인내가 필요합니다. 요컨대, 식단 관리는 근력운동의 거의 전 과정에 필요합니다.

제 친구 중 하나는 운동을 정말 열심히 하지만, 운동이 끝나고 나면 늘 삼겹살을 먹고 소주를 마십니다. 운동도 좋지만, 운동 후 삼겹살과 소주가 주는 행복에는 아마 미치지 못하는 것 같습니다. 따라서 그에게는 식단 관리라는 게 사실 큰 의미가 없을 수도 있습니다. 하지만 제대로 몸을 만들고 싶다면 이야기는 달라집니다.

운동을 열심히 하는 것도 중요하지만, 운동에 대한 보상으로 충분한 영양 섭취도 함께 이루어져야 합니다. 벌크 업을 위해 열심히 운동하면서도 먹는 게 부실하다면 몸집을 불리기 어려울 것이고, 반대로 다이어트 중인데도 매일같이 야식을 찾는다면 그 역시 살을 빼기는 어렵습니다.

근력운동과 식단은 떼래야 뗄 수 없는 관계입니다. 운동이나 식단 중 어느 하나만으로 여러분이 바라는 멋진 근육질 몸매가 만들어지는 일은 없습니다. 벌크업을 하고 싶다면 운동과 함께 그에 맞는 충분한 탄수화물과 단백질, 그리고 적절한 지방 섭취가 필요합니다. 또한 운동과 다이어트를 동시에 한다면 총칼로리 섭취를 줄이는 대신에 단백질 비중은 높이는 식으로 식단을 관리해야 합니다. 줄어든 칼로리로 인해 우리 몸은 평소보다 단백질을 에너지원으로 더 사용하려고 하기 때문입니다.

이처럼 어떠한 훈련 목적이 있다면 그에 맞는 식단 플랜도 함께 마련되어야 합니다. 물론 본인의 목적에 맞게 식단을 잘 구성하는 분들도 있지만, 간혹 운동을 얼마 하지 않았음에도 "저는 체지방 18%인데, 근육량이 너무 적어서 근육도 키우고 싶고 체지방도 빼고 싶어요. 이럴 때는 벌크업을 해야 하나요, 아니면 다이어트를 해야 하나요?"라며 질문하는 경우가 정말 많습니다. 운동하는 남자들의 적정 체지방률이 보통 10~15%라는 점을 고려할 때, 사실 이런 분들은 당장의 체지방률이 문제가 아니라 운동량 부족일 가능성이 훨씬 큽니다. 근육량 증가를 목적으로 충분한 운동을 소화하면서 적절한 영양 섭취도 관리해주면 체지방률은 자연스럽게 떨어지기도 하고요.

다이어트를 위해 칼로리를 극단적으로 줄이고 유산소 운동에만 목을 매는 경우도 그렇습니다. 이런 분들은 체중의 변화에 민감한 편인데, 사실 다이어트를 할 때는 근육을 늘리거나 보전해 체지방량 자체가 빠지는 것이 더욱 중요합니다. 실제로 운동 초급자나 여자분들 중에 유산소 운동으로 살을 많이 빼도 만족하지 못할 때가 꽤 있습니다. 근력운동을 하지 않으니까 체지방 감소와 함께 근육도 같이 줄어들어서 예쁜 몸이 나오지 않는 것입니다. 따라서 다이어트를 하더라도 근력운동과 함께 그에 맞는 식단 관리가 매우 중요하고, 반드시 체계적으로 진행되어야 할 필요가 있습니다.

지금부터는 근력운동과 다이어트 때 칼로리 섭취를 어떻게, 얼마나 해야 하고 또 탄단지 비율은 어떻게 맞춰야 하는지 등 '몸을 만드는 식사법' 전반에 대해 설명드리겠습니다. 식단 관리를 하지 않는 운동 고수는 없습니다. 우리 몸은 운동과 식사로 만들어진다는 사실을 꼭 유념하기 바랍니다.

078_ 살은 왜 찌고, 빠지는 걸까?

살이 빠지고 찌는 것처럼 단순한 원리는 아마 없을 것입니다. 많이 먹고 적게 움직이면 살이 찌고, 적게 먹고 많이 움직이면 살이 빠집니다. 누구나 다 아는 사실이자, 신진대사에 의한 생리학적 결과입니다.

그런데, 막상 실천하기란 말처럼 쉽지 않습니다. 다들 살 빼기, 또는 반대로 몸집을 불리는 일을 힘들어합니다. 가장 큰 이유는 본인이 얼마나 먹고 얼마나 움직이는지를 잘 모르기 때문입니다.

내가 하루에 어느 정도의 칼로리를 섭취하고, 또 얼마나 칼로리를 소비하는지 모르니까 무작정 많이 운동하거나 무작정 적게 먹으려고만 합니다. 이 자체가 나쁘다는 것이 아니라, 꾸준히 지속할 가능성이 매우 낮으니까 문제가 됩니다.

지방 1kg을 빼려면 대략 7,700kcal를 소비해야 합니다. 예를 들어 하루에 2,500kcal(기초대사량+활동대사량)를 소비해 체중이 유지되는 사람이 체지방 1kg 감량을 목표로 하는 경우입니다. 이처럼 본인의 체중 유지 칼로리를 알고 있으면 하루에 500kcal를 줄여 2,000kcal로 다이어트 계획을 세울 수 있고, 이 것을 15.4일 동안 실천하면 지방 1kg이 빠진다는 계산이 나옵니다.

반면에 본인의 신진대사량이 2,500kcal인 줄 모르는 사람이라면 심리적 안정감을 얻기 위해 무조건 적게 먹을 수밖에 없는데, 대다수 분들이 이런 식으로 다이어트를 합니다. 실제로, 어느 정도로 줄여야 하는지 몰라서 무조건 적게 먹으려고 한다는 분을 확인해 봤더니 2,600kcal 대사량에도 불구하고 하루에 겨우 1,200kcal만 섭취하는 경우도 있었습니다.

칼로리 섭취를 극단적으로 절제하는 경우에 처음에는 살이 쑥쑥 빠지기는 합니다. 하지만 이내 살이 안 빠지거나, 힘든 나머지 도중에 식단을 포기해 체중이 급격하게 되돌아가는 '요요현상'을 많이 겪습니다. 게다가 너무 낮은 칼로리로 인해 운동과 일상생활에 지장을 받기까지 합니다. 반면에 본인의 유지 칼로리를 알면 천천히 계획적으로 다이어트를 진행할 수 있고, 운동과 일상생활에도 딱히 무리가 없을 것입니다.

식단 역시 운동과 마찬가지로 점진적이어야 합니다. 내 몸이 알아차릴 듯 말 듯이 서서히 변화를 주어야 몸도 그 환경에 차츰 익숙해지는 이치입니다. 그러자면 무엇보다 나의 1일 신진대사량, 즉 체중 유지 칼로리를 알아야 하는데, 식단 관리는 바로 여기서부터 시작됩니다. 결코 어렵지 않으므로 천천히 따라오시기 바랍니다.

079_ 연비가 좋은 몸이 나쁜 이유

연비가 좋은 차와 연비가 나쁜 차 중에 어느 쪽이 더 좋은 차일까요? 단순하게 생각하면 연비가 좋은 차가 좋을 것 같지만, 사실 거의 대다수 사람들은 슈퍼카처럼 연비가 좋지 않은 차를 선망합니다.

미친 듯이 빠른 속도와 힘, 배기음 등 여러 이유가 있을 텐데, 연비가 좋지 않다는 것은 그만큼 큰 힘을 낼 수 있고 연료를 빨리 소모시킨다는 의미입니다. 우리 인체도 그와 비슷해 '연비가 나쁜 몸'이 더 좋다고 할 수 있습니다. 많이 먹어도 빨리 소비해 버리고 살도 잘 찌지 않는 그런 몸 말이죠.

현대인들은 적은 활동량에 더해 잘못된 식습관으로 인슐린 저항성이 떨어져 대사증후군 같은 문제들을 겪고는 합니다. 또는 별로 안 먹는데도 살이 빠지지 않거나, 다이어트 후에 요요로 체중이 이전보다 더욱 증가하는 경우도 있습니다. 다이어트로 극단적인 칼로리 줄이기를 실천할 때 흔히 나타나는 부작용인데, 이는 바람직하지 않습니다. 점점 더 '연비가 좋아지는' 악순환의 길로 들어설 뿐이니까요.

나의 신체를 슈퍼카로 만들고 싶다면 '연비가 안 좋은 몸'을 만드는 게 우선입니다. 그를 위해 섭취하는 칼로리를 정확하게 체크하고, 이때 만약 몸의 연비가 좋다면(칼로리를 적게 소비한다면) **근육 활동량부터 올려야 합니다.**

섭취 칼로리를 줄이는 데는 분명히 한계가 있지만, 그에 비해 활동량을 늘리는 일은 좀 더 수월합니다. 요컨대, 내 몸을 슈퍼카로 만들려면 첫째는 많이 활동해야 하고(운동), 둘째는 근육량과 칼로리 소비량이 늘어나는 만큼 섭취 칼로리를 점진적으로 아래 평균치까지 올리는 게 좋습니다.

> 남자의 1일 권장 칼로리 : 평균 2,400~3,000kcal
>
> 여자의 1일 권장 칼로리 : 평균 1,800~2,200kcal

체지방률에 따른 몸의 변화

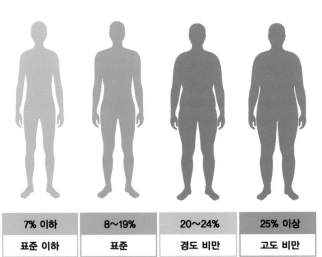

7% 이하	8~19%	20~24%	25% 이상
표준 이하	표준	경도 비만	고도 비만

20~40대 남성의 체지방률에 따른 대략의 몸의 변화. 성인 남자의 평균 체지방률은 15~20% 정도이고 통상 25% 이상일 때 비만으로 여겨진다. 체지방은 근육보다 부피가 30% 정도 더 크다고 알려져 있는데, 똑같은 몸무게라도 근육이 적거나 체지방이 많을수록 살이 더 쪄 보이는 이유다.

080_ 나의 총대사량을 찾아라!

우리는 하루에 얼마나 먹어야 하고, 또 얼마나 소비해야 할까요? 남자는 보통 2,500kcal, 여자는 2,000kcal 정도를 섭취해야 하는데, 이는 분명 사람에 따라 천차만별일 것입니다.

그러면 어느 정도가 내게 적당한 칼로리일까요? 체내 에너지를 소비하는 작용인 신진대사는 숨만 쉬고 있어도 소모되는 에너지인 기초대사량과 운동량에 따라 결정되는 활동대사량으로 나뉩니다. 먼저 본인의 대략적인 기초대사량은 체중×2.2×10을 하면 됩니다. 저의 경우는 84kg×2.2×10=1,848kcal라는 추정치가 나옵니다. 그리고 여기에 활동대사량을 더해야 하는데, 이것은 '기초대사량×활동지수'로 어느 정도 근사값을 얻을 수 있습니다.

기초대사량(근사값) = 체중 × 2.2 × 10

활동대사량 = 기초대사량 × 활동지수

1.0~1.2 : 딱히 아무런 활동도 없는 일반 사무직

1.2~1.4 : 운동을 하기는 하는데, 강도가 약한 사람

1.4~1.6 : 운동을 주 4일 이상 즐기는 사람

1.6~2.0 : 운동량이 정말 많거나 운동선수

저의 경우는 기초대사량에 활동지수 1.7을 적용하면(활동량은 그리 많지 않지만, 운동 강도가 강한 편이기 때문에) 1,848Kcal×1.7 = 3,142kcal가 나오는데, 실제로 하루에 3,100~3,200kcal 정도를 섭취해야 저의 현재 체중이 유지됩니다. 참고로, 여자는 남자보다 기초대사량이 10% 정도 적은데, 구글에서 '기초대사량 계산기'를 검색해 몸무게에 성별과 나이, 키 등을 반영한 기초대사량 추정값을 구할 수도 있습니다.

이렇게 나의 1일 신진대사량을 구했으면 이게 정말 나한테 맞는지를 확인해 보는 게 좋습니다. 방법은 1. 최대한 평소의 식단으로, 2. 2주 동안 섭취해

보고, 3. 매일 아침에 공복 몸무게를 체크하면 됩니다.

대사량 계산과 확인이 귀찮을 수 있고 언제 이런 것을 일일이 따져가며 운동하느냐고 생각할 수도 있습니다. 실제로 그렇게 말씀하시는 분들도 많이 봐왔습니다. 물론 이런 것들을 활용하지 않아도 다이어트할 수 있고 살을 찌울 수도 있습니다. 하지만 그 같은 불편함을 감수하더라도 자신의 총대사량을 알아야 하는 이유가 있습니다.

첫째, 나의 대사량이 적정 수준인지 확인하기 위하여,

둘째, 몸에 무리 없이 적은 칼로리 차이로 살을 빼고 찌울 수 있기에,

셋째, 식단으로부터 자유로워질 수 있기 때문입니다.

내가 먹어야 할 양을 정확히 알면 음식에 대해 크게 스트레스받지 않으면서 몸을 관리할 수 있습니다. 이것은 실로 엄청난 이점입니다.

저는 다이어트 때도 라면을 계속 먹으면서 해봤고, 대회 전날까지 첵스 초코맛을 먹으면서 체지방률 3%로 대회에 나간 적도 있습니다. 그 대회의 결과 또한 체급 1위를 넘어 전체급 우승을 했습니다. 몸을 만드는 과정에서 식단은 무조건 참고 인내만 해야 할 게 아닙니다. 그 이전에 음식은 건강한 삶을 살아가는 데 가장 중요한 부분 중 하나입니다. 근력운동을 하면서 현실적으로 꾸준히 실천 가능하고, 음식 스트레스마저 줄여주는 식단을 바란다면 나의 체중유지 칼로리(총대사량)부터 확인하고 기록해 보기 바랍니다.

081_ 식단관리 앱과 전자저울

세상이 참 편리해졌다는 생각이 듭니다. 검색만 해도, 또는 스마트폰 카메라로 바코드만 찍어도 칼로리와 영양소가 모두 나옵니다. 다만, 음식의 양은 매번 다를 수 있으므로 내가 먹는 양을 정확히 관리하기 위해서는 전자저울과 식단관리 모바일 앱이 필요합니다.

식단관리 앱은 팻시크릿, 다이어트신, Myfitnessfal 등 다양하게 있는데, 다들 데이터베이스가 훌륭하므로 어떤 것을 써도 괜찮습니다.

식단 앱 외에 필요한 또 하나는 전자저울입니다. 예를 들어 밥 한 공기는 보통 300kcal 정도인데, 적당히 채워도 한 공기이고 고봉밥도 한 공기이기 때문에 저울로 재서 정확한 양을 입력해야 하는 것입니다. 처음에는 번거롭고 이렇게까지 해야 하나, 라는 생각이 들 수도 있지만, 하다 보면 어느새 생활화가 되고 측정할 상황이 여의치 않을 때도 대략 내가 얼마나 먹었는지 짐작할 수 있습니다. 편의점과 마트에서 파는 가공품은 식단 앱에 거의 검색이 되는데, 간혹 나오지 않는 경우도 있습니다. 이때는 최대한 측정 가능한 음식 위주로 기록하면 됩니다.

저는 트레이닝을 지도하는 대다수 수강생들에게 식단 앱과 전자저울의 사용법을 설명해주고 있습니다. 하지만 이것도 꾸준히 실천하는 분과 그렇지 않은 분으로 갈립니다. 단기적으로는 두 부류 모두 다이어트나 몸 만들기에서 어느 정도 비슷한 성과를 내지만, 중장기적으로 봤을 때 두 그룹의 식단과 몸 상태는 확연한 차이를 보였습니다. 식단 앱과 전자저울이 꼭 필수는 아니지

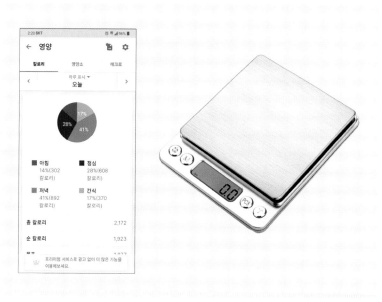

식단관리 앱 Myfitnesspal과 주방용 전자저울(라온). 식단 앱은 섭취한 음식의 영양 정보 보기, 칼로리 자동 합계나 탄단지 비율 분석 등 식단 관리가 가능하도록 도와준다.

만, 없는 것보다는 있는 게 여러분의 운동 인생에 더 나은 선택지가 될 것이라고 장담하는 이유입니다.

082_ 칼로리만 맞춘다고 다는 아니다

무엇을 먹든 적게만 먹으면 살이 빠질까요? 이와 관련해 유튜버들이 실험한 여러 영상들이 있습니다. 비교적 낮은 칼로리 범위를 정해 주어진 기간 동안 라면을 먹거나 빵, 혹은 술을 마시기도 했는데, 여하튼 결과적으로는 살이 빠졌습니다.

이처럼 칼로리만을 맞춘 식단에는 자신이 먹고 싶은 음식을 그나마 자유롭게 먹을 수 있다는 장점이 있습니다. 그런데, 이들 유튜버들이 공통적으로 하는 말은 '배고프다'였습니다. 어떻게 보면 당연합니다. 구미가 당기는 음식들은 대개 칼로리가 높은데, 칼로리를 낮게 맞추다 보니 양이 적어질 수밖에 없고 결국 배고픔을 느끼게 되는 것입니다.

게다가 칼로리만 맞춘 식단은 단기간 체중 감량에는 성공할지라도 영양소

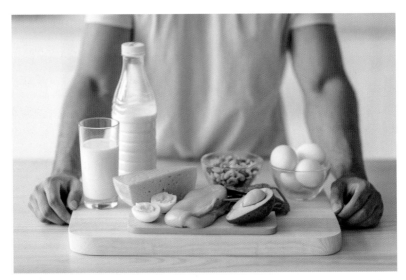

칼로리 제한식은 영양이 어느 정도 균형 잡힌 식단이라는 전제가 필요하다. 극단적인 식이요법을 통해 비교적 짧은 시일 내에 바라는 몸을 얻더라도, 건강한 몸 만들기라는 측면에서는 역효과를 초래할 우려가 크다.

비율이 무너져 있을 가능성이 아주 큽니다. 따라서 중장기적으로 다이어트를 실천하는 분들에게는 그리 추천하기 어렵습니다. 똑같은 칼로리라도 좀 더 건강하게 섭취하기 위해서는 영양소 배분이 아주 중요합니다. 굳이 근력운동을 하지 않을 때라도 그렇습니다.

균형 잡힌 식사가 중요한 것은, 3대 영양소를 비롯해 무기질들 각각이 나름의 역할을 하는 영양소이기 때문입니다. 칼로리만을 맞춘 식사는 체중 증가나 다이어트에 당장은 도움이 되겠지만, 한편으로는 건강하지 못한 식사가 될 수도 있으며 끝내는 몸을 해칠 수도 있다는 점을 기억하기 바랍니다.

083_ 근력운동과 3대 영양소

우리 몸에 필요한 영양소는 정말 많은데, 그중에 가장 기본적이고 중요한 세 가지를 3대 영양소라고 합니다. 다들 아시다시피 탄수화물, 단백질, 지방입니다. 근력운동에도 결코 소홀히 할 수 없기 때문에 저는 수강생들에게 늘 3대 영양소에 대해 이해하기 쉽게 설명해주고 있습니다.

먼저, 탄수화물은 자동차의 연료와 같습니다. 자동차에 연료가 부족하면 얼마 못 가서 멈춰버립니다. 혹은 연료가 모자라면 연비라도 좋아져야 하기 때문에 조금만 먹어도 오래 가는 몸이 되어버리고 맙니다. 따라서 무조건 탄수화물을 적게 먹는 것은 좋지 않습니다. 앞에서도 설명했듯이 근육 활동량을 늘려서 많이 먹어도 금세 소비해버리는 '연비가 좋지 않은 슈퍼카'로 만들어야 하는 것입니다.

그에 비해 단백질은 노동의 대가, 즉 일당입니다. 만약 하루 종일 일(운동)을 했는데, 일당을 주지 않는다면 여러분은 계속 그 일을 열심히 해 뭔가(근성장)를 이루려고 할까요? 절대 그렇지 않을 것입니다. 이렇듯 단백질은 우리의 근육이 회복하고 성장하는 데 중요한 역할을 합니다.

지방은 여러분이 일하는 일터의 근무환경입니다. 세포막을 구성하는 중요한 성분이자, 몸의 기능을 조절하는 호르몬의 재료도 바로 지방입니다. 적절한 지방 섭취는 근성장도 촉진하기 때문에 근육을 성장시키고자 하는 사람이 너무 적은 체지방량으로 운동한다면 마치 근무환경이 열악한 곳에서 성과를 내겠다는 것과 다를 바 없습니다.

3대 영양소는 세 가지 중 어느 하나라도 빠지면 이내 '공장'이 멈춰버릴 만큼 중요한 에너지원이자 우리 몸의 구성 요소입니다. 그래서 3대 영양소라는 이름이 붙은 것이고, 영어에서는 '대량 영양소'라는 뜻으로 흔히 매크로 macros라고 부릅니다.

오로지 몸을 쓰는 일이 거의 전부라고 할 수 있는 근력운동은 더더욱 3대 영양소와 떼래야 뗄 수 없습니다. 운동을 하는 사람에게는 린 매스업(살을 빼면서 근육량은 늘리기), 벌크업, 다이어트, 대회에 이르기까지 모든 과정에서 3대 영양소가 버팀목이 되어 진행된다고 보면 되겠습니다.

084_ 운동할 때 더욱 중요한, 탄수화물

생명체로서 사람은 탄수화물 없이 살아갈 수 없을 것입니다. 탄수화물은 동물의 에너지원으로 주로 쓰이는 영양소이며, 인슐린 분비에 직접적으로 관여하고 체중이나 신진대사에도 영향을 미칩니다.

1g 당 4kcal의 열량을 가지는 탄수화물은 운동할 때 가장 중요한 에너지원입니다. 웨이트 트레이닝처럼 폭발적인 힘을 내는 무산소성 에너지 생성 과정에 유일하게 사용 가능한 에너지원일 뿐 아니라, 마라톤 같은 유산소 시스템에도 가장 효율적인 에너지 연료입니다.

이처럼 중요한 영양소를 다이어트 때는 단순히 다이어트의 적이라고만 생각하는 경향이 있습니다. 너무 많이 섭취하면 문제가 되겠지만, 그렇다고 너무 적게 먹어도 탈이 생기는 게 탄수화물입니다. 실제로, 다이어트를 하면서 탄수화물을 가장 먼저 줄이려고 하는 사람들이 많습니다. 다이어트를 위해 탄수화물을 줄이는 것 자체가 현명한 방법이기는 해도, 탄수화물을 극단적으로 줄이면 몸의 신진대사도 같이 나빠져 점점 더 살이 안 빠지는 체질로 변하는 문제를 일으키게 됩니다.

한편으로 탄수화물은 내 몸에 필요한 양을 제대로 알고 섭취하기가 가장 어려운 영양소입니다. 운동하는 사람들은 대개 자신이 단백질을 얼마만큼 섭취해야 하는지, 그리고 얼마나 섭취하고 있는지도 비교적 잘 알고 있습니다. 하지만 하루에 탄수화물을 얼마나 먹느냐고 물어보면 단백질처럼 시원하게 대답하지 못하는 경우가 대다수입니다.

근력운동에 바람직한 탄단지(탄수화물, 단백질, 지방) 비율과 양 계산법은 뒤에서 다룰 텐데, 몸을 만들고 싶다면 탄수화물에도 많은 관심을 가져야 합니다. 탄수화물을 어떻게 조절하느냐에 따라 더 나은 퍼포먼스로 운동할 수 있고, 또한 성공적인 다이어트로 더욱 멋진 몸을 만들 수도 있습니다.

085_ 단백질은 얼마나 먹어야 할까?

단백질은 근육을 키울 때 가장 중요하게 생각되는 영양소입니다. 근력운동에 관심이 많은 분이라면 음식의 탄수화물 양은 잘 몰라도 닭가슴살 100g의 단백질은 22~25g쯤 된다는 걸 거의 알 것입니다. 그러면 하루에 어느 정도의 단백질을 섭취하는 게 좋을까요?

교과서적인 식단에서는 탄단지의 비율을 5:3:2 정도로 권장합니다. 본인 총칼로리의 30%에 해당하는 단백질을 섭취하면 어느 정도 충분하다고 보는 것입니다. 다만, 각자의 운동 라이프나 근육량, 운동량을 고려한다면 단백질 섭취의 개인화도 필요할 수 있습니다.

운동하는 사람들은 보통 하루에 단백질을 체중(kg)×2 정도로 섭취합니다. 내 체중이 80kg이라면 1일 160g 정도의 단백질을 먹는 것입니다. 하지만, 운동 초보나 고도 비만인 사람이 이 계산법을 따르면 필요 이상의 단백질을 섭취하게 될 수도 있습니다. 자신의 총칼로리 기준으로도 단백질의 비율이 다른 영양소에 비해 너무 높아질 수 있고요. 일반적으로 운동을 거의 하지 않는 사람에게는 체중×0.8~1 정도의 단백질 섭취가 적당합니다. 근력운동이 아닌 가벼운 운동을 즐기는 경우 역시 체중×1.2 정도로도 충분한 양의 단백질을 체내에 공급할 수 있습니다.

근력운동을 막 시작했거나, 또는 강도 높은 훈련을 진행중이라면 운동 경력에 따라 단백질을 체중×1.5~2까지 섭취하는 게 좋습니다. 몸을 만드는 데 필요한 단백질 섭취는 체중×2 정도면 충분하다는 연구 결과들이 많고, 그 이상의 단백질 섭취가 근육 발달에 유의미한 결과를 이끌어내지는 않는다고 대다수 전문가들 또한 말합니다.

그런데, 근력운동을 하는 사람이 다이어트를 할 때는 이보다 조금 더 높은 수준의 단백질 섭취가 요구됩니다. 그 이유는 첫째, 다이어트 기간에는 운동량과 더불어 활동량이 비교적 많아지는데, 이러한 활동이 단백질 요구량을 증가시키는 것입니다. 둘째, 칼로리 섭취 제한으로 대사할 수 있는 탄수화물과 지방의 양이 줄기 때문에 단백질이 에너지 연료로 더 많이 사용되기도 합니다. 다이어트 때는 줄어든 탄수화물 섭취로 인해 지방 에너지를 사용하게 되는데, 이는 더 많은 글리코겐과 체지방 소모를 의미합니다. 이로써 신체는 에너지원으로서 단백질에 더욱 의존하게 되고, 이 같은 체내 단백질 손실을 보완하기 위해 단백질 섭취를 더 높이라는 것입니다.

내추럴 보디빌딩 코치들은 다이어트 시 단백질 섭취를 체중×2.2~2.6까지 권장합니다. 이를 바탕으로 본인의 총칼로리와 운동 구력을 감안해 탄단지 중 단백질 비율이 지나치게 높지 않은 선에서 양을 정하고, 섭취하는 총칼로리를 줄여나갈 때도 단백질 양은 고정하는 게 근손실을 최소화하는 다이어트 비결이라고 하겠습니다.

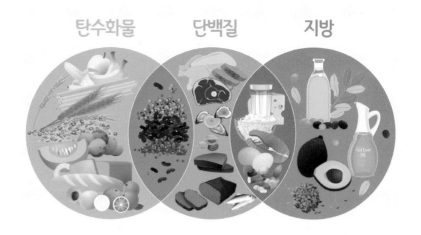

3대 영양소가 풍부한 음식들

탄수화물   단백질   지방

086_ 지방은 얼마나 먹어야 할까?

지방 섭취는 우리 몸의 구성과 균형에 굉장히 중요합니다. 하지만 다이어트를 하는 분들의 식단을 보면 지방을 최소한 필요한 만큼도 섭취하지 않고 있거나, 반대로 벌크업을 하는 분들 중에는 필요 이상으로 지방을 많이 섭취하는 식단을 이따금 봅니다.

지방은 1g당 9kcal의 열량을 가지는데, 탄수화물이나 단백질보다 칼로리가 훨씬 높기 때문에 다이어트와 린 매스업을 위한 식단 때 민감하게 컨트롤해야 하는 영양소입니다. 탄수화물을 10g 더 먹으면 40kcal가 오버되지만, 똑같이 지방을 10g 더 먹으면 90kcal, 거의 100kcal 가까이 오버되는 셈이라서 더욱 신중해야 하는 것입니다.

참고로, 신체 근육량을 늘리는 방식에는 크게 두 가지가 있습니다. 린 매스업lean mass up과 벌크업bulk up입니다. 린 매스업은 체지방률을 유지하거나 줄이면서 근육을 늘려가는 방식입니다. 체지방이 천천히 늘면서 근육량도 함께 상승하기 때문에 상대적으로 지방량을 컨트롤하며 근육량을 높일 수 있습니다. 그에 비해 벌크업은 체지방 관리는 일단 나중으로 미루고 체중과 근육을 늘려 몸집을 키우는 데 집중하는 방식을 뜻합니다.

지방은 현재 체중 유지 식단인지 매스업 식단인지, 아니면 다이어트 기간 중인지에 따라 권장 섭취량이 달라집니다. 유지 칼로리일 때나 매스업의 경우에는 총칼로리에서 20~25% 정도의 지방 섭취를, 그리고 다이어트의 경우에는 15~20% 정도를 권장합니다.

예를 들어 유지 칼로리가 3,000kcal인 경우에 지방 섭취를 25%로 잡으면 750kcal를 먹어야 한다는 계산이 되고, 이것을 g으로 환산하면 83g 정도의 지방 섭취량이 나옵니다. (750kcal÷9=83) 한편으로, 다이어트를 진행중인 사람이 2,400kcal를 섭취하고 있고 지방 섭취량을 20%로 잡았다면 480kcal를 지방으로 먹어야 하고, 이를 g으로 환산하면 53g 정도가 됩니다.

지방은 크게 포화지방, 불포화지방, 트랜스지방으로 나뉩니다. 트랜스지방을 제외하고는 모두 적절히 섭취하면서 운동해도 좋은데, 심혈관 질환이 있는 분이라면 과도한 포화지방 섭취가 좋지는 않습니다. 불포화지방은 식물성 식품과 해조류에 많이 함유되어 있고, 포화지방은 주로 동물성 식품에, 그리고 가장 나쁘다고 여겨지는 트랜스지방은 튀기는 음식과 인스턴트식품에 상대적으로 많이 함유되어 있습니다. 현대인의 식단에는 지방 함유량이 높은 음식이 많으므로 근력운동 때문이 아니라 건강을 위해서라도 지방을 지혜롭게 섭취하는 게 좋습니다.

지방이 많은 음식은 대개 맛있습니다. 적절히 섭취한다면 식단의 압박에 따른 정신적 스트레스에서 어느 정도 벗어나게 해주고, 음식에 대한 행복마저 느끼게 해주는 영양소가 바로 지방이 아닐까 합니다.

087_ 탄단지 식단 계산법

우리는 앞에서 본인의 체중 유지 칼로리를 아는 게 중요하고, 그를 위해 식단 관리 앱과 전자저울 사용이 필요하다는 것을 알았습니다. 아울러 운동하는 사람에게 적절한 단백질과 지방 섭취량에 대해서도 살펴보았습니다. 이제 남은 것은 탄수화물 양인데, 계산 자체는 간단합니다. 단백질과 지방 섭취량을 구한 후에 에너지원으로서 나머지 열량을 탄수화물로 채우면 됩니다. 이렇게 하면 내게 필요한, 균형 있는 탄단지 비율이 나올 것입니다.

여기서는 실제로 탄단지 식단 계산을 어떻게 해야 할지에 대해 알아보겠습니다. 먼저 3대 영양소의 1g 당 열량입니다.

1. 탄수화물 : 1g 당 4kcal

2. 단백질 : 1g 당 4kcal

3. 지방 : 1g 당 9kcal

이제 몸무게가 80kg이고 운동을 많이 하는 편이며, 체중 유지 칼로리가 3,000kcal인 사람의 탄단지 섭취량과 비율을 구해 보겠습니다.

가장 먼저 단백질과 지방의 섭취량을 계산합니다. 운동을 꽤 하는 편이니까 단백질은 체중에 2를 곱하고, 지방은 체중 유지를 기준으로 해 총칼로리의 25%를 적용합니다.

> 단백질 : 체중 x 2 = 160g → 640kcal
>
> 지방 : 총칼로리의 25% = 750kcal → 83g

이 사람이 먹어야 할 단백질은 640kcal, 지방은 750kcal가 나왔고, 둘을 합치면 1,390kcal라는 계산이 나옵니다. 그리고 하루에 먹어야 할 총칼로리가 3,000kcal이니까, 여기서 1,390kcal를 뺀 게 탄수화물의 칼로리입니다.

| 탄수화물 : 3,000kcal − 1,390kcal(단백질과 지방) = 1,610kcal → 402g |

이렇게 구한 1,610kcal를 4로 나눈 402g이 하루에 먹어야 할 탄수화물 양이 됩니다. 정리하자면, 근력운동을 하는 위 사람이 체중 유지를 위해 하루에 먹어야 할 탄단지 양은 대략 탄수화물 400g, 단백질 160g, 지방 80g입니다. 우리 몸은 3대 영양소 외에 비타민, 미네랄 같은 미량 영양소도 꼭 필요로 합니다만, 기본 식단에서는 대량 영양소를 중심으로 짜면 됩니다.

탄단지 양을 구하는 방법을 알았으니, 다음은 실제 음식으로 어떻게 맞춰서 먹어야 할까?, 라는 문제가 남습니다. 예컨대 탄수화물 400g을 섭취하려면 어떤 음식을 얼마나 먹어야 할까요? 여기에 관해서는 식단관리 앱 사용법을 통해 설명하겠습니다.

088_ 식단 앱의 실제 활용법

내게 필요한 탄단지 칼로리와 양을 계산했더라도, 여기에 맞게 실제 음식의 양을 조절해 먹으려면 막막하게 느껴질지도 모르겠습니다. 사실 저 역시 처음에는 제대로 실천할 수 있을지가 꽤 걱정이었는데, 막상 해보니까 그렇게 어렵지 않았습니다. 분명 여러분도 마찬가지일 것입니다.

앞에서 식단 관리 앱에 대해 말씀드렸지요? 그중 하나를 다운받아서 필요한 신체 정보를 입력합니다. 팻시크릿과 다이어트신 앱은 거의 무료고 myfitnesspal은 몇몇 기능이 유료이지만, 좀 더 직관적입니다.

이제 식단을 기록하기 위해 오늘 내가 먹은 음식을 검색창에 입력합니다. 웬만한 음식은 모두 검색이 되고, 그 음식들을 클릭해 들어가면 함유된 영양소를 비롯해 칼로리까지 전부 적혀 있습니다. 예를 들어, '쌀밥'을 검색해보면 210g 기준으로 탄수화물 67g, 단백질 5.6g, 지방 1g 정도의 영양소가 있다고 나옵니다.

저는 이렇게 음식의 영양 정보를 찾아보면서 두 가지 흥미로운 점을 느꼈습니다. 첫 번째는 하나의 음식에 정말 다양한 영양소가 있다는 사실입니다. 일례로, 쌀밥에도 단백질이 들어 있었습니다. 그저 탄수화물인 줄만 알았던 밥에 단백질이 소량이라도 함유된 게 저는 참 신기했습니다. 그리고 두 번째는 정확한 무게의 중요성입니다. 식단 앱을 사용하기 전에는 눈대중으로 양을 가늠해서 먹었는데, 영양을 정확하게 섭취하기 위해서는 무게 측정이 필요하다는 사실을 깨달은 것입니다. 그날 이후 저는 곧바로 전자저울을 구입하고, 먹는 음식을 모두 앱에 기록하게 되었습니다.

이런 말씀을 드리면 곧잘 따라오는 질문이 있습니다. "그럼 먹는 걸 일일이 다 측정해야 하나요?"라는 궁금증입니다. 저의 대답은 일단 "예"입니다. 좀 더 체계적인 식단 관리를 위해, 그리고 음식에 대한 스트레스에서 벗어나고 싶다면 어느 정도의 수고로움은 감수해야 한다고 생각합니다. 결국 근력운동을 위한 식단에는 두 가지 선택이 가능합니다.

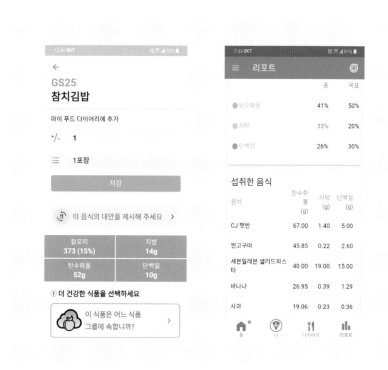

편의점 참치김밥 1줄의 영양 표시와 어느 헬스 2년차의 1일 식단.(팻시크릿) 오른쪽은 이날 하루에 섭취한 단단지 비율을 목표와 내비해 보여주는데, 왼쪽 하단에는 탄단지 멸로 합산한 양(g)도 나온다.

1. 기존의 일반적인 식단을 그대로 따라갈 것인가?

2. 기록이 번거롭더라도 내게 맞는 식단 관리를 할 것인가?

선택은 어디까지나 각자의 몫입니다. 둘 다 장단점이 있으므로 여러분의 운동 환경을 잘 고려해 식단 관리를 진행하면 됩니다. 우선은 다른 사람들이 짜 놓은 식단을 그대로 따라 하다가, 내게 맞는 메뉴로 조금씩 대체하는 것도 하나의 방법입니다. 식단을 내 스스로 컨트롤할 수 있는 능력을 차츰 키워나가는 것입니다.

089_ 하루에 몇 번을 먹을까?

여러분은 하루에 몇 끼를 드십니까? 대개는 두세 끼, 어떤 분들은 운동을 위해 네다섯 끼를 먹는 사람도 있을 것입니다. 드물게는 하루에 일곱 끼 이상을 먹는 경우도 본 적이 있기는 합니다. 헬스를 하며 식사를 몇 번으로 나누어 먹으면 좋을지에 대한 문제는 단백질 섭취 타이밍 때문입니다. 쉽게 말해 "단백질은 한 번에 20~30g밖에 소화흡수를 못 해. 그 이상 먹으면 나머지는 그냥 똥으로 나오니까 3시간 간격으로 7번을 먹는 게 좋아."라는 식입니다. 누군가에게는 이 말이 잘 와닿지 않을지도 모르겠습니다만, 저 역시 한때는 단백질 흡수를 위해 3~4시간 간격으로 식사를 한 적이 있습니다.

하루 1번부터 14번까지의 극단적인 식사 연구는 곧잘 이루어지는 반면에 4~5번의 식사 연구는 제한적입니다. 다만 여러 연구를 종합해 보았을 때 하루 3~6번의 식사라면 몸을 만드는 대세에는 별 지장이 없다고 할 수 있습니다. 그렇지 않고 세 끼 미만으로 식사하는 경우에는 음식을 먹지 않는 시간이 길어서 배고픔과 대사의 일관성 유지에 영향을 미칠 수 있습니다. 반면에 여섯 끼 이상의 식사는 시간 간격이 너무 짧아서 먹고 나면 금세 다음번 식사를 신경 써야 하는 문제가 생깁니다.

저라면 그간의 식단 관련 연구, 현실적인 경험을 토대로 하루 세 끼에서 여섯 끼의 식사를 권장합니다. 물론 여러분이 이보다 적거나 많은 식사 횟수로 성공한 적이 있다면 그것을 나쁘다고는 할 수 없습니다. 고빈도 식사(하루 6~8끼)로 성공한 유명 보디빌더들이 많이 있고, 반대로 간헐적 단식을 통해 하루 두 끼를 먹으며 효과를 본 사람들도 적지 않기 때문입니다. 참고로, 하루 두 끼에서 일곱 끼까지의 식사 빈도에서 에너지 소비의 유의미한 차이는 발견되지 않았다고 전문가들은 말하기도 합니다.

식사 빈도에 못지않게 중요한 것은 일정한 식사 타이밍입니다. 식사 시간이 일정하지 않으면 에너지 소비와 혈당 수치를 제한하는 인슐린 민감도가 떨어질 수 있습니다. 이 역시 여러분이 일정한 시간에 맞춘 현재의 식사 타이밍에 만족한다면 그것을 굳이 바꿀 필요는 없습니다.

한편으로, 매스업을 진행하며 높은 칼로리를 섭취하고 있거나 근육량이 많은 분들이라면 3~4번의 식사로는 충분한 칼로리를 섭취하기 어려울 수도 있습니다. 이 경우에는 하루 6~7번 식사를 고려하는 게 더 나을지도 모릅니다. 이분들은 배고픔이 아니라 오히려 너무 배부른 게 문제가 될 수 있기 때문에 1회 식사량을 줄이기 위해 식사 빈도를 늘리는 것입니다.

090_ 플렉시블 다이어트를 하는 방법

플렉시블 다이어트flexible diet는 유연한 식사, 즉 당신의 매크로에 맞추기만 한다면If It fits your Macros 음식 종류에는 크게 구애받지 않는 식사법을 말합니다. 탄단지를 맞출 능력이 되면 음식을 지나치게 한정하지 말고 유연한 식사를 하라는 이야기입니다.

저는 플렉시블 다이어트라는 개념을 처음 접했을 때 "그게 돼?", "그러면 라면을 먹어도 살이 빠진다고? 웃기고 있네!"처럼 온통 부정적인 생각뿐이었습니다. 왜냐하면 제게 식단은 언제나 고된 노력이었고, 그 노력이 고될수록 더욱 가치가 있을 거라고 여겼으니까요. 라면을 먹으면서도 다이어트할 수 있다는 말이 제게는 편하게 다이어트하고 싶어 하는 사람들의 마음을 가지고 장난치는 것으로만 들리던 때였습니다.

그러다가 운동 7년차 무렵에 매일같이 닭가슴살, 고구마 따위를 먹으며 열심히 하는데도 몸의 정체기를 오랫동안 겪으면서 운동이든 식단이든 변화를 줘봐도 손해 볼 게 없는 장사라는 생각을 하던 중에 플렉시블 다이어트를 만나게 되었습니다.

이 방법을 처음 알려준 사람은 저와 함께 길브로 채널을 운영하고 있는 이상길 선수였습니다. 당시에 상길이 형은 운동 2년차였는데, 7년차인 저와 거의 비슷할 정도로 몸이 좋았습니다. 그래서 더 신뢰가 갔던 것 같습니다. 저는 그냥 무작정 상길이 형이 권하는 대로 식단을 관리했습니다. 탄단지 비율을 맞춰 식사하는 것과 아래 사항을 지키는 선에서 이전보다 상당히 자유로운 식단으로 바꾼 것입니다.

1. 영양소 별로 음식을 한정하지 않고 골고루 섭취한다.(3대 영양소 외에도 다양한 무기질 섭취)
2. 채소를 풍부하게 섭취한다.(무기질 섭취)
3. 계절 과일을 하루에 한두 번 섭취한다.(무기질 섭취)
4. 음식 종류는 비교적 자유롭게 먹지만, 당은 지나치게 많이 섭취하지 않는다.(총칼로리의 10% 정도만 섭취)
5. 트랜스지방은 섭취하지 않는다.

이 5가지 사항을 지키며 식단을 꾸준히 관리하자 제게는 그야말로 신세계가 열렸습니다. 식단은 고될수록 잘하는 것이 결코 아니었습니다. 식단이 운동의 재미를 느끼게 해줄 수도 있고, 음식이 삶의 질을 올려준다는 사실 또한 새삼 깨달은 것입니다.

플렉시블 다이어트는 저처럼 대회를 준비하는 선수뿐만 아니라, 다이어트를 하는 일반인이나 음식 제한에 스트레스를 받는 사람들에게 정말 좋은 선택지가 될 수 있습니다. 탄단지만을 맞춘 패스트푸드나 가공식품을 좋은 식사라고 하기 어렵듯이 매일같이 닭가슴살과 고구마만 먹는 식사 역시 좋은 식단과는 거리가 멀다는 게 현재 저의 결론입니다. 만약 한정된 식사로 지금도 고생하는 분들이 있다면 식단에 융통성을 발휘해 먹고 싶은 것을 먹는 자유를 조금만 더 누려보기 바랍니다.

091_ 식단 관리에서 가장 중요한 것

몸 만들기나 다이어트에 대한 사람들의 열망이 가장 강한 때는 연초와 여름일 듯합니다. 해가 바뀌었으니까 새롭게 각오를 다져 몸 만들기를 시도하는 것이고, 여름이 다가오면 좀 더 멋있게 보이고 싶은 마음에 운동과 함께 다이어트 또한 꼼꼼한 계획을 세웁니다.

다이어트 방법은 다들 어느 정도 알고 있습니다. 일단 탄수화물부터 줄이거나 아예 끊어버리기, 밥 대신 닭가슴살이나 샐러드 먹기, 저탄고지(저탄수화물 고지방 섭취) 실천하기, 간헐적 단식 등등 방법은 많습니다. 이들 중에 하나를 정해 하루아침에 식단을 바꾸는 것까지는 좋습니다. 모두 꾸준히 실천하기만 하면 얼마가 됐든 거의 100% 살이 빠지니까요. 하지만 대다수 사람들은 끝내 다이어트에 실패하고 맙니다. 왜일까요?

이러한 다이어트는 사실 근력운동을 굳게 결심하고, 6개월치 헬스도 끊고, 일주일쯤 혹은 한 달을 죽어라 운동하고 이후에는 흥미를 잃거나 그냥 손을 놔버리는 과정과 비슷합니다. 운동과 마찬가지로 식단 관리에서도 가장 중요한 것은 바로 꾸준함입니다. 아무리 좋은 식단이라도 꾸준하지 않으면 다이어트도 살을 찌우는 일도 효과를 보기 어렵습니다.

식단은 우리 생활의 일부이고 건강한 삶을 보내는 데 결코 빠뜨릴 수 없는 부분입니다. 식단은 극단적이어서는 안 됩니다. 무조건 힘들고 빡세게 식단을 관리한다고 좋은 것이 결코 아닙니다. 꾸준히 실천할 수 있을 정도로 현실적인 식단인지 아닌지를 먼저 따져봐야 합니다.

꾸준하기 위해서는 식단이 내 일상에 자연스럽게 스며들도록 하는 것이 좋습니다. 그러자면 근력운동에서 종잇장을 한 장 한 장 쌓아가는 노력이 중요하듯이 식단 역시 종잇장을 한 장씩 쌓거나 빼는 마음가짐으로 실천하는 게 몸에도, 정신건강에도 이로울 것입니다.

■ 근력운동을 위한 식단 예시

우리는 앞에서 탄단지 비율에 맞춰 식단을 구성하는 방법에 대해 알아보았습니다. (087 탄단지 식단 계산법, 088 식단 앱의 실제 활용법) 먼저 본인의 체중 유지 칼로리를 알아야 하고, 운동 강도에 맞춰 단백질과 지방, 그리고 탄수화물 순으로 섭취량을 계산합니다. 이후에는 식단 앱으로 실제로 먹는 음식의 칼로리와 영양소를 확인해 식단을 관리하면 됩니다.

그런데, 식단 관리를 처음 하는 분이라면 본인 식단을 짜는 일 자체가 망설여질지도 모르겠습니다. 막상 해보면 생각보다 어렵지 않고 차츰 요령도 생길 텐데, 이해를 돕기 위해 제가 트레이닝하고 있는 헬스 2년차 수강생의 하루 식단을 소개하겠습니다. 어디까지나 참고이므로, 내게 잘 맞는 나의 운동 식단을 찾아가는 방편으로 삼기 바랍니다.

그의 체중은 75kg이고, 유지 칼로리는 2,800kcal입니다.

• 아침 식단

음식	칼로리
삶은 계란 2개	140
오트밀 100g	380
닭안심살 200g	200
합계	**720kcal**
탄수화물 67g, 단백질 71g, 지방 18g	

• 점심 식단

음식	칼로리
고등어 150g	232
쌀밥 280g	381
바나나 1개(중간 크기)	105
합계	**718kcal**
탄수화물 123g, 단백질 31g, 지방 16g	

• 저녁 식단

음식	칼로리
쌀밥 280g	381
브로콜리 100g	27
소고기 등심	218
합계	**626kcal**
탄수화물 94g, 단백질 32g, 지방 15g	

• 간식

음식	칼로리
신라면 1개	505
계란 1개	70
합계	**575kcal**
탄수화물 80g, 단백질 16g, 지방 21g	

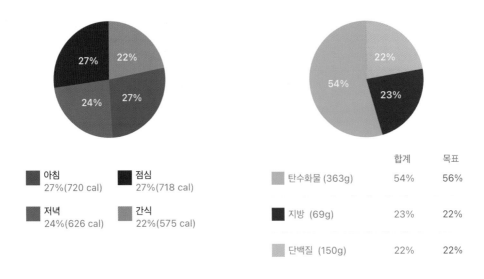

	합계	목표
탄수화물 (363g)	54%	56%
지방 (69g)	23%	22%
단백질 (150g)	22%	22%

아침
27%(720 cal)

점심
27%(718 cal)

저녁
24%(626 cal)

간식
22%(575 cal)

이 수강생의 1일 섭취 칼로리를 모두 더하면 2,610kcal로 체중 유지 칼로리(2,800kcal)보다 다소 적기는 합니다만, 문제가 될 정도는 아닙니다. 내일이나 모레에 좀 더 섭취해 1주일 총량으로 봤을 때 크게 어긋나지만 않으면 되니까요. 단백질을 체중(75kg)×2=150g으로 섭취하고 있고, 지방 역시 매스업 권장 비율인 20~25% 내에 있는 등 본인의 탄단지 목표에 맞게 섭취하고 있는 만큼, 운동의 직접적인 에너지원인 탄수화물 섭취만 조금 더 늘린다면 충분히 좋은 식단이라고 할 수 있습니다.

092_ 혈당지수에 너무 얽매이지 않는다

GI지수는 음식을 먹은 후 혈당이 오르는 속도, 즉 혈당지수를 말합니다. 포도당 100g 섭취 후의 혈당 상승 속도를 100이라고 할 때 각 음식의 혈당이 오르는 속도를 0~100으로 나타냅니다.

GI(glycemic index)지수가 높은 음식일수록 혈당이 급격하게 올라가기 때문에 인슐린이 빠르고 과도하게 분비될 수 있고, 이렇게 분비된 인슐린은 혈중 포도당을 지방으로 축적시키기도 합니다. 그래서 GI가 높은 음식들은 쉽게 살이 찐다고 여겨져 많은 다이어터들이 기피하는 경향이 있습니다.

높은 GI지수(70 이상) : 쌀밥, 도넛, 떡, 감자, 옥수수, 라면, 수박 등

중간 GI지수(56~69) : 보리밥, 고구마, 호밀빵, 아이스크림 등

낮은 GI지수(0~55) : 바나나, 포도, 미역, 사과, 우유, 생크림 등

GI지수가 높은 음식들은 주로 탄수화물로 구성되어 있습니다. 백설탕, 초콜릿, 식빵, 떡, 쌀밥 같은 것들이 대표적인데, 이것들은 GI지수가 80 이상으로 꽤 높은 편에 속합니다. 그에 비해 과일과 채소, 생선, 해조류는 상대적으로 지수가 낮습니다. 수박(GI지수 78) 정도가 예외인데, 수박을 밥이나 밀가루 음식처럼 자주 먹지 않는 한 크게 신경 쓰지 않아도 됩니다.

그런데, 위의 분류에는 이상한 음식들이 몇 개 있습니다. 생크림, 크림치즈는 분명 설탕이 들어가고 맛도 달달한데 GI지수가 40 미만으로 굉장히 낮습니다. 왜 그럴까요? 이유는 생크림과 크림치즈에는 지방 성분이 비교적 많기 때문입니다. 또한 식빵은 GI지수가 매우 높은 식품 중 하나인데, 식빵에 땅콩잼을 발라서 먹으면 놀랍게도 GI지수가 낮아집니다.

사정이 이렇다면 GI지수를 더욱 세밀하게 체크해 음식을 먹어야 할까요? 제가 말씀드리고 싶은 핵심은 그 정반대입니다. GI지수를 너무 따지다 보면 먹을 수 있는 음식들이 지나치게 제한될 수 있습니다. 우리는 GI지수가 높은 흰쌀밥(80~90)을 매일같이 섭취하는데, 모두가 당뇨병에 걸리지는 않습니다. 쌀밥과 여러 반찬을 함께 섭취하기 때문입니다. 물론 당뇨가 있는데 GI지수가 높은 음식을 조심하지 말라는 얘기는 아니고, 당이 높은 음식을 많이 먹어도 된다는 말은 더더욱 아닙니다.

GI지수에 신경 쓰기보다는 여러 음식군을 함께 섭취하면 몸을 만드는 대세에는 별 지장이 없습니다. 우리가 평소에 섭취하는 일반적인 식사에는 GI지수가 비교적 낮은 단백질과 지방이 풍부한 음식이 웬만큼 포함될 것이기 때문에 더욱 그렇습니다.

한편으로, 고구마를 싫어한다면 GI지수가 낮은 음식으로 다이어트하기 위

해 군이 고구마라는 탄수화물군을 고수할 필요는 없습니다. 예를 들어 저처럼 고구마만 먹으면 배에 가스가 차서 거북한 경우에는 쌀밥이나 감자, 오트밀, 식빵 같은 다른 탄수화물군으로 얼마든지 대체 가능합니다. 내가 싫어하거나 내게 맞지 않는 음식이라면 구태여 참으며 먹지 않아도 충분히 몸을 만들 수 있다는 점을 기억하면 좋겠습니다.

093_ 클린 푸드와 정크 푸드의 이해

클린 푸드란 가공하지 않은 음식을 가리키는, 헬스하는 사람들이 주로 쓰는 용어입니다. 대표적으로는 닭가슴살, 고구마, 야채, 과일, 현미밥, 생선, 유제품, 견과류, 비가공 육류 등이 여기에 속합니다.

　다이어트나 운동을 하는 분들 중에는 클린 푸드에 집착 아닌 집착을 하는 경우가 꽤 있습니다. "클린 푸드니까 먹어도 돼.", "클린 푸드가 아니니까 먹으면 안 되지 않아?" 같은 흑백논리처럼요. 물론 저는 몸을 만들기 위해 클린 푸드만 섭취하는 일은 없습니다.

　운동도, 식단도 꾸준히 실천할 수 있는 플랜이 무엇보다 중요합니다. 본인이 정말 클린 푸드가 좋고 효과 면에서도 만족을 느껴 식단을 오래 유지할 수 있다면 클린 푸드야말로 베스트 식단일 것입니다. 하지만 프로 선수를 목표로 하는 게 아니라 멋진 몸을 만들거나, 바디 프로필을 찍거나, 또는 각종 피트니스 대회 참가를 위해 클린 푸드 식단을 꾸린다면 해당 이벤트가 끝남과 동시에 더 이상 식단을 유지하지 않을 가능성이 매우 높습니다. 그럴 바에야 지속 가능한 일반 식단 구성이 훨씬 낫습니다.

　저는 2021년 WNBF(World Natural Bodybuilding Federation, 세계 내추럴 보디빌딩 협회) 대회에서 피지크 그랑프리라는 성적을 거두었지만, 사실 대회 2주 전까지 라면을 먹었습니다. 다이어트를 하는 사람들이 대개는 입에도 안 댈 라면을 먹으면서도 결국 우승한 것입니다.

　라면을 정크 푸드로 여기는 일부 사람들에게는 그러한 식단에 대한 저의 태도 자체가 마음에 들지 않을 수도 있겠지만, 제 기준에서 라면은 먹지 않을 이유가 없는 식품이었습니다. 탄수화물과 지방이 풍부하고, 무엇보다 제한된 식단에 대한 스트레스를 최소화시켜 주기 때문입니다. 덕분에 대회가 끝난 후에도 폭식증에 걸리는 일 따위는 없었고, 평소의 운동 때도 비교적 즐겁게 몸과 식단 관리를 할 수 있었다고 생각합니다.

정크 푸드와 클린 푸드의 경계를 뚜렷하게 나누는 것에 대해 저는 솔직히 동의하기 어렵습니다. 3대 영양소 기준에서 어떤 때는 정크 푸드가 좋은 식사가 되기도 하고, 한정된 음식과 한쪽으로 영양이 치우친 클린 푸드가 오히려 해가 될 때도 있기 때문입니다. 물론 일류 선수들이나 운동인들이 클린 푸드의 중요성을 강조하는 것도 충분히 이해하고 있습니다. 그 가장 큰 이유는 클린 푸드에 함유된 미세 영양소micronutrients, 즉 탄단지와 함께 5대 영양소로 일컬어지는 무기질minerals과 비타민 때문입니다.

우리가 흔히 떠올리는 클린 푸드에는 칼륨과 마그네슘, 인, 염소, 나트륨 같은 무기질이 풍부하게 함유되어 있습니다. 앞에서 소개한 플렉시블 다이어트 역시 탄단지를 맞추는 외에는 음식 선택의 폭이 넓지만, 다양한 무기질 섭취를 위해 과일과 채소만큼은 매일 권장하고 있습니다.

무기질은 우리 몸의 구성 성분이 되며, 생리적 활동에도 굉장히 중요한 영양소입니다. 다만, 무기질의 종류와 하는 역할이 다양하고 무기질이 함유된 음식 또한 제각각이므로 클린 푸드라고 해도 한쪽으로 치우친 식단은 좋지 않습니다. 오히려 다양한 무기질 섭취를 방해할 수도 있기 때문입니다. 쉽게 말해, 몸에 아주 좋다는 음식이 다양한 음식 섭취보다 낫기는 어렵다고 이해하면 될 듯합니다. 개인적으로는 클린 푸드 70~80%, 정크 푸드 20~30% 정도의 비율을 권장합니다. 이렇게 하면 무기질을 충분히 챙기면서도 음식에 크게 구애받는 스트레스 없이 꾸준한 식단 관리가 가능할 것입니다.

탄단지를 맞출 능력이 어느 정도 갖추어졌다면 그 위에 무기질과 비타민이 풍부한 음식 섭취를 위해 노력하기 바랍니다. 이것이야말로 100점 만점 식사에 다가가는 가장 빠른 길이 될 것입니다!

094_ 치팅 데이와 리피드 데이

다이어트하는 분들 중에 치팅 데이를 맞아 마치 기다렸다는 듯이 폭식하는 모습을 어렵지 않게 볼 수 있습니다. 하지만, 치팅 데이의 목적은 사실 폭식과는 거리가 멉니다. 치팅 데이는 다이어트 기간에 적은 칼로리로 낮아진 우리 몸의 대사량을 순간적으로 높이기 위해 사용되는 방법인 것입니다.

다이어트를 어느 정도 지속하면 우리 몸은 그간의 다이어트 칼로리에 익숙해집니다. 쉽게 말해 "얘는 이 정도만 먹는 사람이구나. 그러면 나도 그만큼만 대사해야지."라고 몸이 적응하는 것입니다. 이때가 바로 몸무게가 정체되는 구간인데, 치팅(cheat : 속이다)의 뜻처럼 다이어트 기간보다 일시적으로 더 많은 음식을 먹음으로써 원래의 대사로 되돌리는 작업이 필요합니다. "나는 원래 이렇게 먹으니까, 너는 대사를 낮추지 말고 네 할 일을 계속해."라고 다시금 알려주는 것입니다.

그런데, 문제가 있습니다. 얼마만큼 많이 먹어야 떨어진 대사를 효과적으로 올리게 될까요? 단순히 '많이'라는 추상적인 단어가 치팅 데이에 대한 오해를 불러옵니다. 어떤 음식들을 얼마나 많이 먹어야 하는지를 잘 모르니까, 사람들은 이날에 아예 회포를 풀기까지 하는 것입니다. 치팅 데이의 이 같은 불확실성에서 좀 더 진화한 개념이 바로 리피드 데이refeed day입니다. 리피드 데이는 치팅 데이와는 다르게 몸의 신진대사를 높이기 위한 어느 정도 분명한 가이드가 있습니다.

리피드 데이는 다이어트 기간에 섭취하는 탄단지 양을 정확하게 기록하고 관리해야 사용할 수 있습니다. 또한 본인 체중이 정체되었을 때나 신진대사가 떨어졌다고 느껴질 때 진행해야 합니다. 아래의 셋 중 둘 이상이 해당되면 리피드 데이를 비주기적으로 활용해도 좋습니다.

1. 4~5일 이상의 몸무게 정체
2. 운동해도 펌핑이 잘 안 될 때
3. 운동 수행 능력의 하락

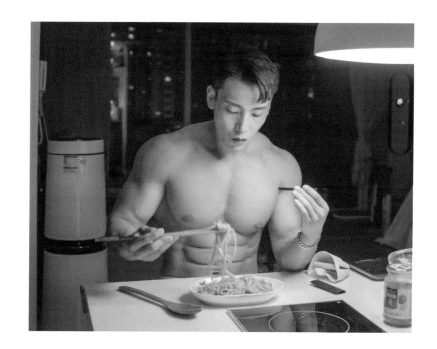

리피드 데이 때 먹는 음식에도 제한이 있습니다. 다이어트 기간의 탄단지 칼로리에서 자신이 다이어트를 하기 전의 체중 유지 대사량까지 칼로리를 높이는데, 단백질과 지방은 그대로 두고 오로지 대사에 큰 영향을 미치는 탄수화물의 칼로리만 높여야 합니다.

예를 들어 평소의 유지 칼로리가 3,000kcal였던 사람이 다이어트 칼로리가 2,500kcal에 탄수화물 312g, 단백질 200g, 지방 50g을 섭취하고 있었다면 이중에 탄수화물만 높여 이전의 유지 칼로리에 맞춥니다. 즉 탄수화물 437g, 단백질 200g, 지방 50g으로 섭취하는 것입니다.

	다이어트 기간	리피드 데이
총칼로리	2,500kcal	3,000kcal
탄수화물	**312g**	**437g**
단백질	200g	200g
지방	50g	50g

이처럼 탄수화물만 125g을 늘리는데, 125g×4kcal=500kcal가 되어 다이어트 이전의 유지 칼로리(3,000kcal)로 되돌아가는 이치입니다. 이런 식으로 리피드 데이를 활용해야 진짜 치팅이 가능해집니다.

다이어트로 인해 체지방이 줄어들면 대사의 정체 구간을 더 자주 마주하게 되는데, 남자 기준 체지방 12%, 여자 기준 체지방 20% 아래라면 주기적인 리피드 데이를 활용할 수 있습니다. 또한 전문가들은 한 번의 리피드 데이보다 이틀 연속의 리피드 데이가 신진대사 향상에 더 많은 도움이 된다고 말합니다. 즉, 다이어트 때 체지방이 앞의 기준 아래로 내려가면 일주일에 이틀의 리피드 데이를 가지는 게 좋습니다.

다이어트 기간이 다소 타이트하거나 리피드 데이 때 올라가는 칼로리가 부담된다면 탄수화물 섭취는 앞에서처럼 올리고, 그 대신에 단백질 양을 낮춰서 리피드 데이를 진행할 수도 있습니다.

예를 들어 다이어트 칼로리가 2,500kcal에 탄수화물 312g, 단백질 200g, 지방 50g을 섭취하고 있다면 탄수화물 412g, 단백질 100g, 지방 50g으로 해 다이어트 때와 똑같이 2,500kcal를 그대로 맞추는 것입니다. 이 방법은 제가 대회를 준비하며 촉박한 다이어트 기간을 줄이기 위해 사용하곤 했는데, 주위의 여러 선수들 역시 이런 식으로 리피드 데이를 설정하는 경우를 이따금 보았습니다.

095_ 물과 나트륨 섭취

근력운동에서 물과 나트륨은 굉장히 중요합니다. 예전에 다이어트에는 염분이 무조건 나쁘다고 배웠던 적이 있어서 염분을 아예 먹지 않고 다이어트하던 기억이 있습니다. 정말 그런 생지옥이 없을 정도로 고되고 힘든 다이어트였습니다. 당시에는 염분이 왜 나쁘냐고 물어볼 생각조차 못 했습니다. 운동하는 형, 친구들이 모두 다 그렇다고 했으니까요. 지금 돌이켜보면 이것 또한 브로사이언스(비과학적인 속설)가 아닐까 합니다.

염분이 부족한 다이어트는 짜증, 무기력함, 변비, 어지럼증 등 온갖 부정적인 신체 변화를 가져옵니다. 이후 다이어트 때도 염분이 필요하다는 사실을 알고 난 후부터는 다이어트가 그렇게까지 힘들지는 않았습니다. 누구든 약간의 인내만 가지면 된다고 여겨질 정도로, 예전에 비하면 마치 천국과도 같았습니다.

우리 몸은 나트륨을 필요로 합니다. 나트륨은 혈중전해질로서 운동 중에 신경과 근육의 기능을 조절하고, 산·염기 및 수분 균형을 유지하게 해줍니다. 반대로 전해질 균형이 무너지면 탈수나 과다 수분 섭취, 심장 장애, 간과 신장 이상 등의 문제를 유발합니다. 따라서 나트륨 섭취를 극단적으로 자제하는 것은 운동은 물론 건강에도 매우 좋지 않습니다.

물론 나트륨은 너무 많이 섭취해도 문제가 됩니다. 성인 기준 권장량은 하루 2,000mg이고 이것은 소금 5g 정도에 해당합니다. 우리나라 성인들이 평균적으로 3,000mg 이상의 나트륨을 섭취하고 있다는 점을 고려할 때 평소 우리의 식단이 꽤 짠 편이라는 사실을 유념하는 게 좋습니다. 다만, 활동량이 많거나 땀을 많이 흘리는 분들은 권장량보다 조금 더 많은 나트륨 섭취가 필요할 수도 있습니다.

나트륨 섭취와 함께 물도 중요합니다. 운동하는 사람 기준으로 체중 23kg

당 1L의 수분 섭취를 권장하는데, 이것을 기준으로 너무 많지도 적지도 않게 본인의 적정 섭취량을 찾으면 됩니다.

수분 섭취의 적정량은 평소에 느끼는 갈증이나 소변색으로 알 수 있습니다. 당뇨가 있는 것도 아니고 물을 충분히 마시는데도 갈증을 느끼거나, 소변색이 옅은 노란색보다 진하다면 좀 더 많은 수분 섭취가 필요합니다. (비타민 섭취로 인한 소변색 변화는 제외)

나트륨과 수분 섭취 데이터는 대회의 막바지 피크 위크나 바디 프로필 준비에도 전략적으로 활용할 수 있습니다. 탄단지를 맞출 능력이 된다면 나트륨과 수분 섭취도 체크하고 관리하는 게 효율적인 운동은 물론 건강에도 도움이 되지 않을까 싶습니다.

096_ 운동 전 식사 요령

많은 분들이 정말 궁금해하는 것들 중 하나가 운동 전 식사 요령입니다. 새벽이나 아침 일찍 운동해야 하는데, 아침을 먹고 가야 하는지 아니면 안 먹고 가는 게 나은지, 또는 운동을 시작하기 몇 시간 전에 식사를 마쳐야 하는지 등등 운동 전 식사 타이밍이나 섭취해야 하는 음식의 양에 대한 질문을 정말 많이 받습니다. 사람마다 운동하는 시간대나 생활 패턴이 모두 다르기 때문에 운동 전 식사법에서 무엇이 정답이라는 것은 없습니다. 더군다나 운동 전의 식사가 중요한 것은 사실이지만, 그렇다고 해서 1순위로 중요한 것이 아니라는 점을 꼭 알았으면 합니다.

운동 전 식사는 기본적으로 생활 패턴에 맞는 규칙적인 식사, 그리고 하루의 총칼로리와 탄단지 섭취량에 초점을 맞추면 됩니다. 사실 오늘 운동하기 위해 써야 할 에너지는 대부분 어제의 식사에서 나옵니다. 운동 전 식사에 너무 신경 쓰는 나머지 하루의 칼로리 총량을 놓쳐버린다면 작은 것을 얻기

위해 큰 것을 잃는 실수를 하는 것과 같습니다.

　하루의 칼로리 총량과 탄단지 비율, 일정한 식사 타이밍을 지키고 있다면 평소의 일반적인 식사처럼 충분한 양의 식사는 운동 2~3시간 전에 완료하는 게 좋습니다. 우리가 어떻게 먹는지에 따라 당연히 운동 퍼포먼스도 영향을 받습니다만, 탄수화물을 기반으로 단백질과 지방을 충분히 섭취하는 정도를 염두에 두고 식사하면 됩니다.

　다만, 새벽이나 아침 일찍 운동을 나가는 경우에는 충분한 식사를 하기에는 시간이 촉박할 것입니다. 이때 1시간 정도 여유가 있다면 에너지원으로 급하게 쓸 수 있는 빵 한 조각, 또는 바나나처럼 소화흡수가 빠른 탄수화물을 조금 섭취하기 바랍니다. 그리고 기상 직후에 바로 운동하는 분들도 있을 텐데, 이런 경우에는 음식 섭취보다 이온음료나 스포츠 음료로 당류를 살짝 충전시키고 수분 보충을 충분히 해주는 편이 오히려 컨디션 좋게 운동하는 데는 더 낫다고 할 수 있습니다.

　마지막으로, 저녁 늦게 퇴근해 바로 운동을 하고 귀가 후 곧바로 잠자리에 드는 상황입니다. 사실 이런 분들은 운동을 가기 전 일과 중에 하루의 식사를 거의 완료해두는 것이 좋습니다. 늦은 퇴근 후에 뭔가를 먹고서 운동하기에는 부담이 될 것이고, 운동이 끝나고 나서 식사를 하고 바로 잠드는 것 또한 역류성식도염 같은 문제가 있습니다. 따라서 낮에 일을 하면서 최대한 하루의 칼로리 총량을 채우고 운동을 가기 전에는 간단한 탄수화물과 물, 그리고 운동 후에 보충제 한 잔 정도로 마무리하는 게 좋습니다.

　많은 분들을 트레이닝하며 운동 전 식사 요령에 대한 질문을 받을 때 곧잘 느끼는 것입니다만, 나무에만 너무 집착하면 숲을 보지 못할 우려가 있습니다. 하루의 칼로리 총량과 영양 비율을 잘 지킨다면 운동 전 식사가 다소 부실하더라도 몸을 만드는 데에는 크게 지장이 없습니다. 또한 오늘의 칼로리 총량이 부족했더라도 내일 그 부족분을 채워주면 이 역시 크게 문제가 되지 않을 것입니다.

매일 정확한 칼로리 섭취와 탄단지 비율, 칼 같은 식사 시간대를 지키면 좋기야 하겠지만, 그렇게 할 수 없는 상황이 닥쳤을 때는 좀 더 유연하게 대처해 식단을 관리하기 바랍니다. 그래도 괜찮습니다!

097_ 보충제는 꼭 먹어야 될까?

제가 10년 넘게 운동을 해오면서 근력운동을 시작하려는 분들에게 가장 자주 받은 질문은 바로 이것입니다.

"나 이제 운동 좀 제대로 해볼 건데, 보충제는 뭐 먹어야 돼?"

저는 주위 사람들에게 운동하는 사람이라는 인식이 강해서 이러한 질문을 정말 많이 받습니다. 그중에는 몸 만들기나 다이어트가 인생에서 정말 중요한 목표라는 게 느껴질 정도로 진정성 있는 질문들이 있는가 하면, 한편으로는 가벼운 마음으로 지나가듯이 던지는 질문도 많습니다. 그런데, 보충제에 관한 질문에서는 유독 선입견이 깊다는 느낌을 많이 받습니다. 보충제가 정말 살을 빼주고 몸도 확 바꿔주는, 마법의 무언가로 여기고 그것에 의존하려는 마음이 질문 안에 녹아 있는 것입니다.

보충제는 말 그대로 '보충' 그 이상도 그 이하도 아닙니다. 단순히 보충해준다는 의미로서의 역할이 전부이기 때문에 보충이 필요하지 않을 정도로 영양이 풍부한 식사와 생활 패턴을 유지하는 게 훨씬 나은 전략이라고 할 수 있습니다. 그렇다고 해서 보충제가 몸을 만드는 데 아예 무용지물인 것은 아닙니다. 어느 정도 도움이 되는 부분도 분명히 있지만, 몸을 만들거나 다이어트를 하기 위한 순서에서 가장 마지막에 고려해야 하는 대상이 보충제라는 점을 이해하기 바랍니다.

제가 아는 내추럴 보디빌더 중에 가장 몸이 좋은 어떤 선수는 아무런 보충제도 섭취하지 않습니다. 우리가 흔히 먹는 보충제도 섭취하지 않습니다. 그런데도 몸은 제일 좋습니다.

결국 근력운동에서 우리가 진짜 기대야 할 것은 보충제가 아니라, 꾸준하고 강도 높은 운동과 규칙적이면서도 영양이 풍부한 식단입니다.

이런 말씀을 드리는 저 역시 현재 먹고 있는 보충제가 있습니다. 또한 열심히 노력하며 조금이라도 몸이 더 좋아지기를 바라는 여러분도 드실 것을 알고 있기에, 운동에 도움이 될 만한 보충제를 몇 가지만 소개하겠습니다.

1. 오메가3

오메가3는 생선, 참기름 등에 많이 함유된 불포화지방의 일종으로 혈액순환 개선과 신진대사를 활발하게 해주는 등의 효과가 있습니다. 또한 심장 사망 위험 및 우울증 감소, 허리둘레를 줄여준다는 연구 결과가 있고, 운동 시 발생하는 염증 완화에도 도움이 된다고 알려져 있습니다.

2. 비타민 D

비타민 D는 대부분 햇빛에 노출될 때 피부에서 합성되는데, 실내 생활이 많아져 해를 볼 일이 줄어든 현대인에게 더욱 중요해진 영양소입니다. 비타민 D 결핍은 골다공증을 유발할 수 있으며 암, 고혈압, 자가면역질환 등의 위험 요인이 되는데다가, 근력을 약화시키고 쉽게 피로감을 느끼게도 합니다. 비타민 D 함량이 높은 음식이 많지 않고 그것도 상당량을 먹어야 효과가 있으므로, 하루에 20~30분 정도 햇빛을 쬐거나 그게 어렵다면 보충제 복용을 검토해보는 것도 좋습니다.

3. 모노 크레아틴

크레아틴은 근력운동을 하는 사람들 사이에 꽤 널리 알려져 있는데, 이는 크레아틴이 근육의 에너지 생성 시스템에 관여하기 때문입니다. 운동 중 처음 10여 초 동안 에너지를 공급해 고강도 운동에 도움을 주고, 이렇게 높아진 수행 능력이 근육량 증가와 직결되는 것입니다. 크레아틴은 인체에서 자연적으로 합성되지만, 근육 내 에너지 공급량을 늘려 더욱 힘 있게 운동할 수 있도록 도와주는 비교적 안전하고 검증된 보충제에 속합니다.

4. WPI 단백질 보충제

근성장을 위해 단백질 보충은 꼭 필요하지만, 일반식으로 1일 권장 단백질을 모두 채우기 어려울 때 단백질 보충제 섭취를 검토할 수 있습니다. 다만 동물성 단백질 보충제는 대다수가 우유에서 주요 성분을 추출하는데, WPI 제품은 유청을 제거한 유청 분리 단백질로서 우유 같은 유제품을 먹었을 때 속이 더부룩해 불편한 분들에게 특히 권장합니다.

5. 카페인

운동 수행 능력을 높여주는 에너지 부스터는 대개가 카페인을 주력으로 다른 성분들을 조금씩 섞어 만듭니다. 다른 성분들 중에는 효과가 미미한 것부터 아직 제대로 검증되지 않은 성분이 포함되었을 수도 있다는 점을 감안할 때, 운동 전에 카페인을 단독으로 섭취하는 편이 효과 및 가성비 측면에서 보다 합리적인 선택이 될 수 있습니다.

6. 아르기닌

단백질을 구성하는 아미노산의 일종인 아르기닌은 수행 능력이나 근력 상승과는 직접적인 관계가 없는 것으로 알려져 있지만, 아르기닌 섭취로 늘어난 혈류량으로 인해 보다 좋은 펌핑감으로 운동할 수 있습니다.

여기까지가 제가 먹으면서 어느 정도 분명한 효과를 보았고, 관련 연구에서도 유의미한 결과가 나온 보충제들입니다. 저는 현재 오메가3와 WPI 단백질 보충제, 모노 크레아틴, 카페인을 섭취하고 있기는 합니다만, 이들 보충제에 너무 의지하기보다는 운동과 식단에서 먼저 답을 찾을 수 있기를 바랍니다. 꾸준한 운동과 균형 잡힌 식단, 그중에서도 무기질과 비타민이 풍부한 식사는 다른 그 무엇으로도 보충이 안 되니까요.

098_ 악마의 유혹, 스테로이드

근력운동에 열정이 앞서는 분들, 혹은 운동을 처음 시작하며 관련 지식이 부족한 분들일수록 쉽게 노출되는 것이 바로 스테로이드입니다. 스테로이드는 몸에 들어오는 순간부터 근육 생성에 엄청난 도움을 주기 때문에 근성장에 목말라하는 사람이라면 한 번쯤 유혹을 느끼는 게 사실입니다.

스테로이드는 근육 생성에 직접적인 영향을 미치는 외에 체력, 회복력에도 큰 도움이 됩니다. 그로 인해 한때는 스테로이드를 사용하는 프로 선수들의 고볼륨 운동이 유행하기도 했고, 저 역시 그 프로그램을 많이 따라 했습니다. 그렇게 해서 발전이 없었던 것은 아니지만, 프로그램을 똑같이 한다고 그들 선수처럼 몸이 좋아지지는 않았습니다. 왜냐하면 본질적인 출발점 자체가 달랐을 뿐더러 그 훈련량을 소화할 체력과 회복력도 스테로이드를 사용하는 사람들보다 현저히 떨어졌기 때문입니다. 바로 이 지점에서 스테로이드의 유혹을 많이 받는 것 같습니다. 아무리 운동해도 운동 초반 때만큼 몸이 좋아지지 않고 프로 선수들의 몸과는 한참 거리가 느껴지니까 마지막 선택지로 스테로이드를 택하는 사람들이 제 주변에도 적지 않았습니다.

저는 다행히도 그 같은 고볼륨 트레이닝의 발전이 더뎌질 때쯤 외국에서는 스테로이드를 사용하지 않는 보디빌더들이 약물 없이도 효과적인 훈련을 한다는 사실을 알게 되었습니다. 그후로 미국 피트니스 스타 맷 오거스Matt Ogus를 롤 모델로 그의 운동과 식단, 프로그램을 많이 따라 했습니다. 그리고 정말 그와 비슷한 몸을 만들 수 있었습니다.

저는 사람들에게 희망 고문을 하는 뜬구름이 되고 싶지 않습니다. 좋은 몸을 만들고 싶은 마음은 저 역시 누구 못지않지만, 약물의 힘을 빌리지 않더라도 최소한 저 정도의 몸은 만들 수 있다는 사실과 그 방법을 사람들에게 알려주고 싶고, 함께 운동하고 싶습니다.

세계적인 프로 보디빌더가 되고자 하는 목표라면 그 선택에 대해 만류할 수는 없지만, 스테로이드는 건강에 정말 좋지 않습니다. 적어도 스테로이드를 사용하려면 어떤 부작용이 오든 그 모든 책임을 질 각오가 있어야 합니다.

2021년의 약사법 개정으로 스테로이드 판매자에 이어 의사의 처방 없는 사용 또한 불법으로 바뀌었습니다. 스테로이드 사용에는 많은 책임이 뒤따릅니다. 스테로이드로 인한 장기 손상, 탈모, 발기불능, 심장마비, 우울증 같은 부작용이 대표적이라고 할 수 있습니다. 아예 처음부터 쳐다보지도 않는 게 상책일 것 같습니다. 스테로이드를 사용하는 주변 분들을 보건대, 사용하지 않은 사람은 있어도 한 번만 사용한 사람은 없었습니다.

099_ 불법 약물의 종류

운동하는 사람들이 접하게 되는 불법 약물은 크게 아나볼릭 스테로이드, 성장호르몬, 인슐린, 다이어트 약물 등으로 나눌 수 있습니다. 예전에는 이런 것들이 대중에게 잘 알려져 있지 않아 PT 선생님의 권유, 또는 친구의 추천으로 불법 약물인지도 모른 채 손을 대는 사례가 꽤 있었습니다.

여기서는 불법 약물의 효능과 부작용에 대해 말씀드릴 텐데, 소개가 아니라 '알고 피할 수 있기를' 바라는 마음으로 이해해주시기 바랍니다.

1. 아나볼릭 스테로이드

우리가 흔히 불법 스테로이드라고 부르는 것은 아나볼릭 스테로이드를 말합니다. 이는 단순 치료 목적의 스테로이드가 아닌, 근성장에 직접적인 영향을 끼치는 약물로 알약으로 먹는 경구제와 주사로 투여하는 인젝션의 두가지 방식이 있습니다.

경구제 같은 경우는 주사보다 거부감이 덜하고 그나마 안전할 거라는 잘못된 인식 때문에 대다수 사람들이 경구제로 스테로이드를 처음 접하게 됩니다. 경구제는 장기에서 흡수하기 때문에 그것을 해독하는 간과 신장에 큰 손상을 주게 되는데, 이를 가리켜 간 독성이라고 합니다.

인젝션의 경우는 테스토스테론을 직접 주사해 근성장과 근력을 높여 주는데, 원래는 남성호르몬이 많이 떨어진 사람들을 위한 치료요법으로 활용되었습니다. 하지만, 대회를 목적으로 사용하는 사람들은 그보다 훨씬 많은 용량을 사용하기 때문에 부작용에 쉽게 노출됩니다.

2. 성장 호르몬

성장호르몬은 근성장에 특화된 아나볼릭 스테로이드와는 달리 근성장을 포함한 모든 신체 기능의 성장을 유도합니다. 그래서 성장이 더딘 아이나 성장호르몬 결핍을 겪는 성인에게 처방되기도 하지만, 이것을 근성장을 목적으로 사용하는 사람들이 있습니다. 성장호르몬이 암을 유발한다는 의학계의 우려가 있었고, 암 환자의 경우는 암세포까지 성장시킬 수 있는 무서운 호르몬입니다. 보디빌더들 중에 배가 많이 나오는 현상을 성장호르몬 사용으로 장기가 비대해졌기 때문으로 보는 전문가들도 있고요.

3. 인슐린

인슐린은 췌장에서 분비되어 혈액 속 당분을 세포로 끌어들여 에너지로 쓸 수 있게 해주는 호르몬입니다. 당뇨 환자가 인슐린을 투여하는 것은 섭취한 당분의 양에 맞게 인슐린이 분비되지 못하기 때문인데, 이 말은 곧 인슐린이 충분하다면 운동을 위해 많은 양의 음식을 먹어도 근육과 에너지로 전환시킬 수 있다는 의미입니다. 하지만 인슐린을 과도하게 사용하면 혈당을 급격하게 떨어뜨려 실신, 또는 사망에까지 이를 수도 있습니다.

4. 다이어트 약물

다이어트 약물에는 크게 두 가지가 있는데, 에페드린과 클렌부테롤입니다. 에페드린은 마황이라는 한약에 많이 들어있는 성분으로 감기약에도 곧잘 사용됩니다. 이 에페드린이 몸에 들어오면 심박수와 신진대사가 올라가고 입맛이 떨어집니다. 그래서 일부 한의원에서 마황을 혼합해 다이어트 약으로 판매하기도 하고, 보디빌더들 중에는 에페드린으로 다이어트를 하면서 대회 준비를 하는 경우도 있습니다. 에페드린은 심장에 많은 무리를 주기 때문에 과용하면 심장마비가 올 수도 있을 만큼 위험한 약물에 속합니다.

한편 클렌부테롤은 원래 천식약으로 기관지를 확장해주는 효능이 있습니다. 몸 지방의 80%가 이산화탄소로 배출된다는 것을 감안하면 기관지 확장은 지방 연소에 분명 도움이 되기는 합니다. 다만 교감신경을 활성화하고 심박수도 올라가기 때문에 에페드린처럼 심장질환에 관한 부작용 사례들이 속속 보고되고 있습니다.

이처럼 불법 약물은 나름의 효과가 있지만, 그에 결코 만만치 않은 부작용이 있습니다. 요즘에는 내추럴로 활동하는 인플루언서들이 많이 등장하면서 예전처럼 피트니스 대회에 나가기 위해 너도나도 스테로이드를 사용했을 만큼 만연해 있지는 않은 듯합니다. 불법 약물 사용이 끊이지 않는 것은 그것을 원하는 사람들이 끊이지 않기 때문일 텐데, 이 책을 보는 분들은 부디 건강하게 운동할 수 있기를 바랍니다.

100_ 근력운동을 대하는 태도에 관하여

프로 선수가 되는 게 목적이 아니라면 운동 스케줄을 일상생활에 맞춰 유연하게 대처할 수 있어야 합니다. 운동에서 성취감과 재미를 느끼는 것을 넘어 운동에 집착하거나 심지어 강박을 느끼는 것은 바람직하지 않습니다.

운동에 빠져드는 많은 분들이 다른 선수들의 운동 루틴을 참고하거나 자신만의 운동 스케줄과 식단을 짜고는 합니다. 그런데 문제는, 훈련 스케줄이 계획에 맞지 않아서 심적으로 불안해하는 경우가 정말 많다는 점입니다. 직장일 때문에, 혹은 가족이나 친구와의 약속 때문에 운동 스케줄이 어긋나게 되고 이로써 적지 않은 스트레스를 받는 것입니다.

저 역시 한때 운동에 대한 재미를 넘어 강박까지 간 적이 있습니다만, 삶을 통틀어 보자면 좋아하는 음식도 먹어가며 어쩔 수 없이 운동을 못 할 때는 마음 편히 쉬고 다음 훈련을 기약하는 요즘이 정신적, 신체적으로 훨씬 만족스럽습니다. 몸 만들기 역시 퇴보하는 일 없이 꾸준히 발전하고 있고요.

운동을 하면서 주변 상황이 나의 뜻대로 되지 않을 때가 수시로 찾아올 것입니다. 나는 주말 연휴에 밀린 운동을 하고 싶은데, 가족 여행을 가야 할 수도 있고 친구나 동료들과의 회식, 연인과의 데이트 때문에 운동이 방해받을 수도 있습니다. 하지만 괜찮습니다. 다시금 일상으로 돌아와 '종잇장'을 쌓아나가면 아무 문제없습니다. 프로 선수를 꿈꾼다면 어느 정도 삶의 일부분을 절제하고 포기해야 하는 일도 분명 있습니다. 하지만, 그게 아니라면 운동이 삶의 전부가 되는 것은 그리 추천드리고 싶지 않습니다.

운동도 행복한 삶의 일부여야 하지 않을까요? 예기치 못한 상황에는 유연히 대처하며 운동하려는 마음가짐, 그렇게 운동과 삶의 균형을 잘 지킬 때 건강한 운동 라이프의 진짜 재미를 느끼게 될 것입니다.

근력운동을 하는 많은 분들이 몸을 만드는 데는 정답이 없다고 말합니다. 정말 근력운동에는 정답이 없을까요? 제 생각에는 반은 맞고 반은 틀린 것 같습니다. 근력운동은 운동 신경, 회복력, 신체 특성 등 개개인의 변수가 너무나 많기 때문에 일괄적으로 적용하기가 어렵습니다. 게다가 연구 결과가 제시하는 운동 데이터 역시 지극히 평균값이라서 중급자, 상급자로 갈수록 개개인의 역량에 따라 더욱 천차만별입니다.

이러한 이유로 근력운동에는 정답이 없다고 생각할 수 있지만, 그럼에도 불구하고 나만의 답을 찾아가는 노력이 필요합니다. 나의 운동 목표를 세우고, 점진적 과부하의 원칙 아래 하루하루 운동하고, 공부하며 앞으로 나아가는 것입니다. 도중의 시행착오는 얼마든지 있을 것이고, 부상이나 가정과 회사에서 돌발 변수 같은 일이 생길지도 모릅니다. 오랫동안의 노력이 잘못된 답이라는 사실을 깨닫게 되어 왔던 길을 얼마간 되돌아가야 할 수도 있습니다. 그래도 다들 멈추지 않았으면 좋겠습니다.

마지막으로 싣는 사진은 저의 20대 초반의 모습(오른쪽)입니다.

저 몸에서 지금의 몸으로 바뀌기까지 어떻게 꽃길만 있었을까요? 한편으로 시일이 짧거나 오래 걸릴 뿐 몸은 거짓말을 하지 않기에 여기까지 올 수 있었을 거라 생각합니다. 이제 막 운동을 시작한 분들이나, 웬만큼 몸을 만들기는 했는데 정체를 겪고 계시는 분들이 있다면 조금씩 앞으로 계속 나아가기 바랍니다. 우리는 여전히 길 위에 있습니다. 목표를 놓아버리지 않고, 고비가 찾아올 때마다 스스로를 다독여 다시 일어설 수 있다면 여러분 또한 그토록 바라는 멋진 몸을 꼭 갖게 될 것입니다.

이 책 내용을 기반으로 좀 더 자세한 다이어트, 린 매스업 방법은 필자의 클래스유 온라인 강의 〈길브로의 평생복근〉에서 보다 많은 정보를 얻을 수 있습니다.(유료)

★ 길브로의 평생복근 : https://me2.do/GhP37RN4

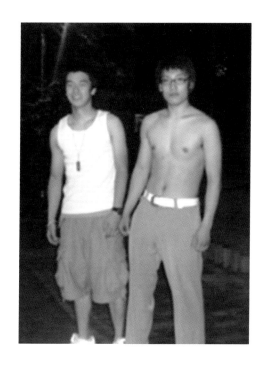

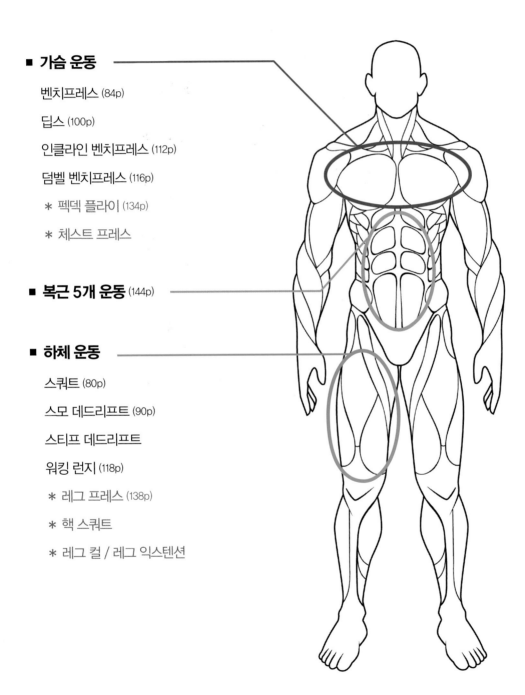

부록 **근육 부위별 최고의 운동들**

■ **가슴 운동**

　벤치프레스 (84p)

　딥스 (100p)

　인클라인 벤치프레스 (112p)

　덤벨 벤치프레스 (116p)

　＊ 펙덱 플라이 (134p)

　＊ 체스트 프레스

■ **복근 5개 운동** (144p)

■ **하체 운동**

　스쿼트 (80p)

　스모 데드리프트 (90p)

　스티프 데드리프트

　워킹 런지 (118p)

　＊ 레그 프레스 (138p)

　＊ 핵 스쿼트

　＊ 레그 컬 / 레그 익스텐션

멋진 몸을 만들어주는 최고의 운동들을 웨이트 트레이닝과 머신 트레이닝으로 구분해 정리했습니다. 본문에서 거의 소개했으니 이들 운동을 중심으로 근력운동의 기본을 다지고, 바라시는 몸 또한 만들 수 있기를 바랍니다.(* 표시는 머신 운동)

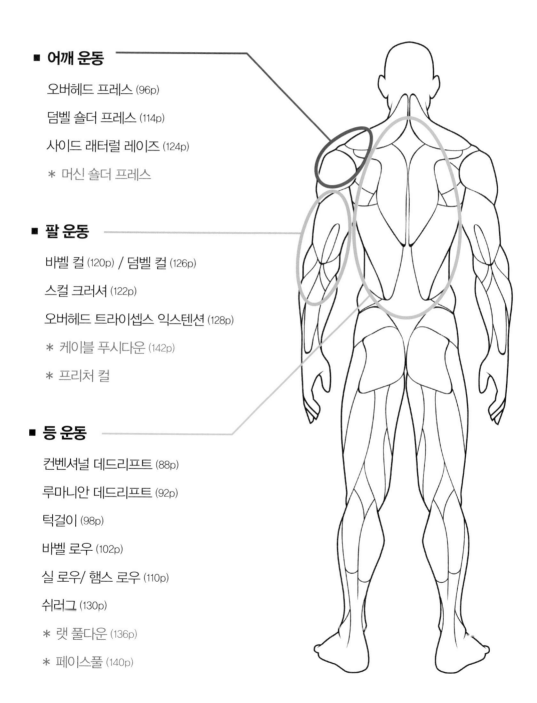

■ **어깨 운동**

오버헤드 프레스 (96p)

덤벨 숄더 프레스 (114p)

사이드 래터럴 레이즈 (124p)

* 머신 숄더 프레스

■ **팔 운동**

바벨 컬 (120p) / 덤벨 컬 (126p)

스컬 크러셔 (122p)

오버헤드 트라이셉스 익스텐션 (128p)

* 케이블 푸시다운 (142p)

* 프리처 컬

■ **등 운동**

컨벤셔널 데드리프트 (88p)

루마니안 데드리프트 (92p)

턱걸이 (98p)

바벨 로우 (102p)

실 로우/ 햄스 로우 (110p)

쉬러그 (130p)

* 랫 풀다운 (136p)

* 페이스풀 (140p)

내추럴 보디빌더, 길브로가 알려주는
최고의 웨이트 트레이닝 가이드

근육운동 100가지 기본

초판 1쇄 발행일 | 2022년 9월 26일
초판 3쇄 발행일 | 2023년 11월 30일

지은이 | 정봉길
펴낸이 | 이우희
펴낸곳 | 도서출판 좋은날들

디자인 | 우진(宇珍)
본문촬영 | 하정권
운동복협찬 | 스케일즈 skalez.com
장소협찬 | 더제이 피트니스 매탄점

출판등록 | 제2011-000196호
등록일자 | 2010년 9월 9일
일원화공급처 | (주) 북새통
(03955) 서울시 마포구 월드컵로36길 18 902호
전화 | 02-338-7270 · 팩스 | 02-338-7160
이메일 | igooddays@naver.com

copyright ⓒ 정봉길, 2022
ISBN 978-89-98625-46-7 13510

＊ 값은 뒤표지에 있습니다.
＊ 잘못 만들어진 책은 서점에서 바꾸어 드립니다.